職業歌手入門系列

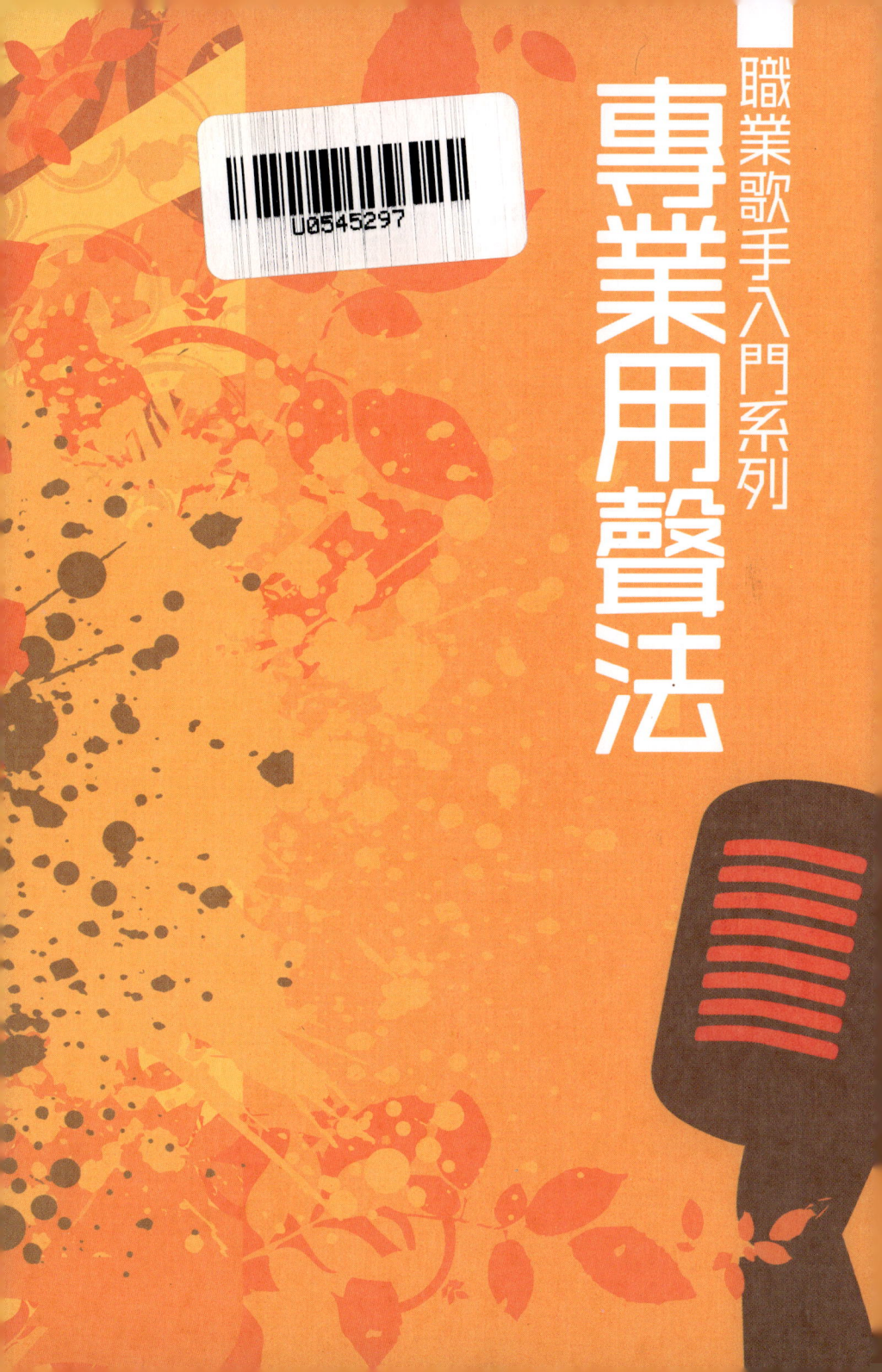

專業用聲法

職業歌手系列 – 專業用聲法

原著/策劃
曾廣鷹

編輯
曾廣鷹

設計
Pandaism Design Consultant

插圖
小佳里

出版社
Singing Square
香港流行歌唱訓練中心
香港九龍佐敦上海街12-14號
興利大廈2樓A室
電話：(852) 3188 5099
電郵地址：info@singingsquare.com
官方網址：www.singingsquare.com

台北分校地址：
台北市中山區天祥路6號B1
台灣電話：0978210262
電郵地址：singingsquaretpe@gmail.com
官方網址：www.singingsquare.tw
官方Line ID : @425xfxrh

香港代理
一代匯集
九龍旺角塘尾道64號
龍駒企業大廈10B&D室
電話：(852) 2783 8102
傳真：(852) 2396-0050
電郵：gcbookshop@biznetvigator.com

版權所有 · 翻印必究
ISBN 978-988-17123-1-8

Published in Hong Kong

職業歌手私人歌唱導師

1 星期 *2* 天，每天練習 *30* 分鐘，輕鬆達到職業歌唱水準！

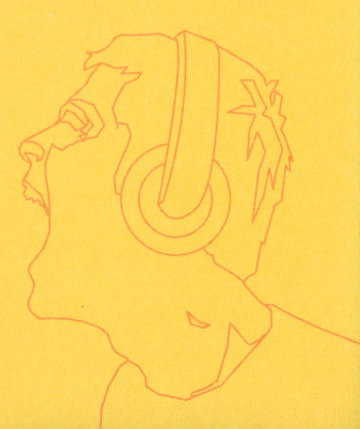

序

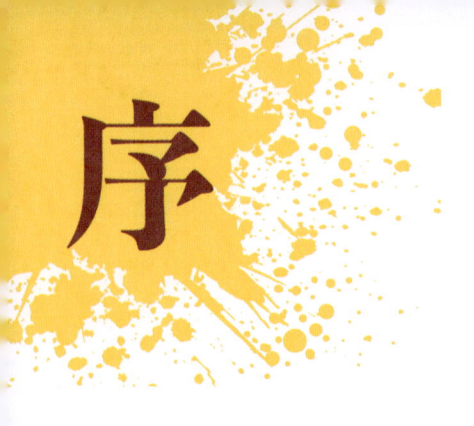

唱 卡拉OK是香港最多人參與的活動之一，大小卡拉OK遍布大街小巷，無論老中青少年，節日或朋友聯歡一起去唱卡拉OK是最平常不過的事，當中不乏非常熱愛唱歌及唱得相當有水準人士。流行歌曲的作用除了給大眾欣賞外，很多喜愛唱歌的人士，更希望能透過自己的聲音把這些歌曲演唱出來，卡拉OK便成了非常便利的工具，讓大家很容易便可以唱起歌來。

但奇怪的是在書店裏，我們在音樂類書架上可以輕易找到各類樂器或音樂的教學書籍，唯獨最普及的歌唱教學書籍卻寥寥可數。坊間雖然有不少歌唱課程，但導師的水準良莠不齊，方法五花八門，初學者很難分辨哪一套方法最適合自己。直至發覺方法不適用後，寶貴光陰及金錢已白白流失。即使有幸遇到有水準及負責任的導師，但某些傳統聲樂方法是否適合現代流行歌曲的演唱需要？這亦是另一個問題。

再者，一般人即使找到專業歌唱或聲樂的訓練書籍，亦很難因此而學會唱歌。因為多數教授歌唱的書籍，主要以文字來解說深奧難懂的聲樂理論。好不容易弄懂了理論，但書中所描述的聲音狀態應該怎樣，仍然是一籌莫展。這是一般初學者很難單從看書學會唱歌的原因。

針對以上問題，我們希望出版一本任何人一看就懂，並能透過自學練習，鍛鍊出專業歌聲的書籍。我們盡量以最簡單易懂的文字，配合大量插圖，把深奧的專業歌唱聲樂理論，深入淺出地解說清楚。加上精心設計的[發聲練習]，讀者只要循序漸進地跟著練習，必能獲得持續可觀的進步。但千萬不要因為文字平易近人，而看輕本書珍貴的價值。如果大家能在5-10年內弄懂及掌握本書的內容，你已經相當了不起了！

本書希望透過我們多年實踐累積的經驗，幫助讀者更快、更有效地掌握良好的聲音運用技巧，達到隨心所欲的歌唱能力，這是我們最大的目的。同時亦希望我們拋磚引玉，引起更多有熱誠、有能力的歌唱導師，加入對流行歌唱方法的討論、研究、指正及傳播，從而提升華人整體的歌唱水平。

2024第三版增加及更新了一些內容，把我們的經驗更全面地分享給大家。

Leo Tsang
曾廣膺
Singing Square
集中聲線發聲及歌唱技巧訓練中心
總監

目錄

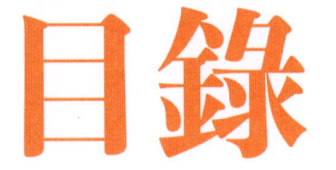

序 　4

前言
1. 唱歌是什麼？　8
2. 唱歌最快進步的方法　12
3. 唱歌基本功的三大元素　16
4. 唱歌最大的敵人　20
5. 使用本書如何獲得最大效果？　24

呼吸法
6. 唱歌第一步要掌握的技巧　30
7. 何謂丹田力？　36
8. 隨心所欲的呼吸法　40
9. 氣息支持的三個階段　44
10. 韌力的訓練　52

發聲法
11. 人如何發出聲音？　58
12. 現代流行歌唱演唱需要達到的聲音標準　64
13. 集中的聲線　70
14. 海豚音的秘訣！　76
15. 喉頭位置　80

共鳴法
16. 什麼是共鳴？　84
17. 人體能產生什麼共鳴？　86
18. 產生共鳴的第一步　90
19. 怎樣獲得共鳴？　94
20. 口型　102

總結
21. 總結　108
22. 怎樣鍛鍊聲音？　112
23. 唱歌的瓶頸　118
24. 使用[網上發聲練習]訓練聲音　122

鳴謝　126

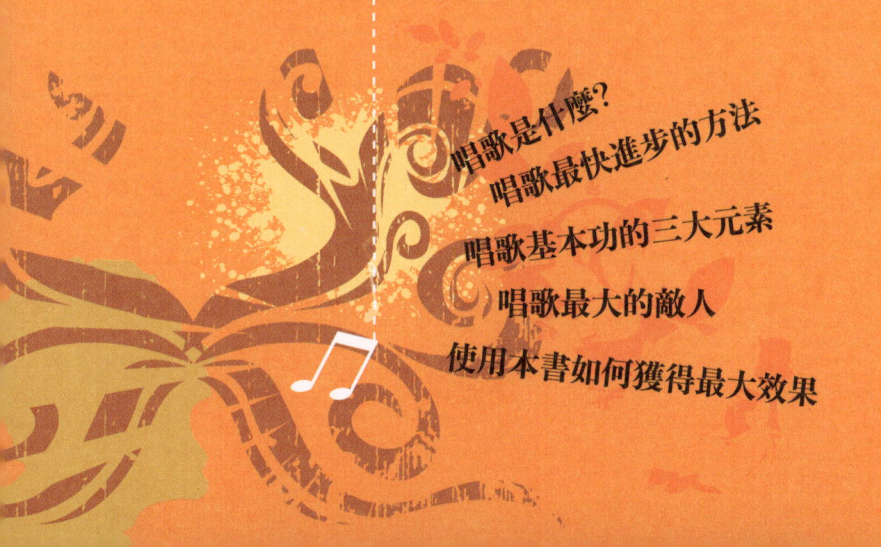

前言

- 唱歌是什麼?
- 唱歌最快進步的方法
- 唱歌基本功的三大元素
- 唱歌最大的敵人
- 使用本書如何獲得最大效果

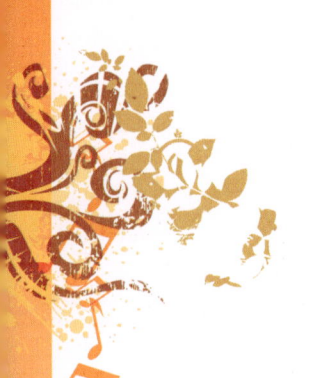

第一章：唱歌是什麼？

唱歌是什麼？是一個很普通的問題，但很少人會深入思考，對一般人來說，在卡拉OK房間裡對著電視把變色的字唱出來便是唱歌，唱出正確音準和拍子已經相當不錯。很多人甚至覺得能唱出正確音準和拍子這些基本要求，便自以為是十分出色的歌手了。其實在專業層面上，唱歌是表演藝術的一種，跟其他類別的表演藝術，例如舞蹈、戲劇、樂器演奏等地位都是一樣的。表演藝術是透過表演形式，表達對美與情感的追求與抒發。唱歌也是這樣，好的歌手能透過美好的聲音，把感情以歌聲傳遞出去，打動聽眾。

我們用一句說話去把唱歌是什麼總結起來：

「唱歌是以人的聲音作為演出工具，將不同歌曲的內容及感情演繹出來。」

前言

對職業歌手來說，唱歌關係到以下幾個重要部份：

1. **聲音技巧的運用** — 鋼琴是鋼琴家的工具、小提琴是小提琴家的工具，換了是歌手，聲音便是歌手用來表演歌曲的工具，如何掌握好這件工具至關重要。懂得嫻熟地運用工具去完成工作，絕對會令事情事半功倍。舉例有人想釘一口釘，但如果連錘子也拿不穩，不是錘到手便是把釘打歪，又怎能很好地完成任務呢？唱歌是以音樂形式去表達情感，歌手首先要好好控制聲音，準確唱出音準和拍子，這是最起碼的要求。在唱好音準和拍子後，怎樣以良好的方法把聲音運用出來，亦是歌聲能否打動人心的重要條件。

2. **歌曲演繹** — 唱歌除了鍛鍊基礎用聲技巧外，下一步是怎樣把不同歌曲的感覺演繹出來，其中包括個人風格、咬字、音樂感、語氣、節奏、層次、感情處理等不同部份。很多人唱歌聲線的表現還可以，但總是唱得不動聽，亦唱不出歌曲應有的味道與感情，這便是演繹的部份出了問題。歌曲帶給人們的不單是旋律的欣賞，更是情感的寄託。只顧賣弄技巧卻沒有流露情感的歌聲，只是空洞無物、不能觸動人心。

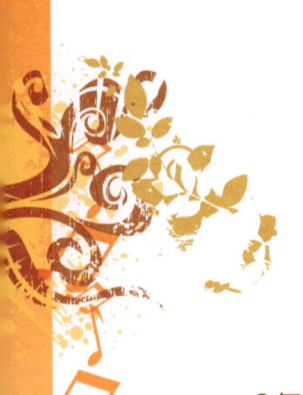

3.舞台表演 ─ 專業歌手跟一般人去唱卡拉OK不同,在卡拉OK,大家只需要對著電視唱歌便可以,但現場演出時,觀眾不單聽歌手唱歌,更會觀看歌手的舞台表演。歌手的一舉手一投足、一個表情、一個眼神,絕對會影響觀眾對歌曲的感受。在舞台上,如何展現出自信、魅力及壓台感,歌手對於服裝、台風、舞蹈、談吐及現場氣氛的掌握等,亦是能否吸引觀眾的關鍵。

以上三部份是每個打算成為出色歌手的朋友必須掌握及熟練的。

前言

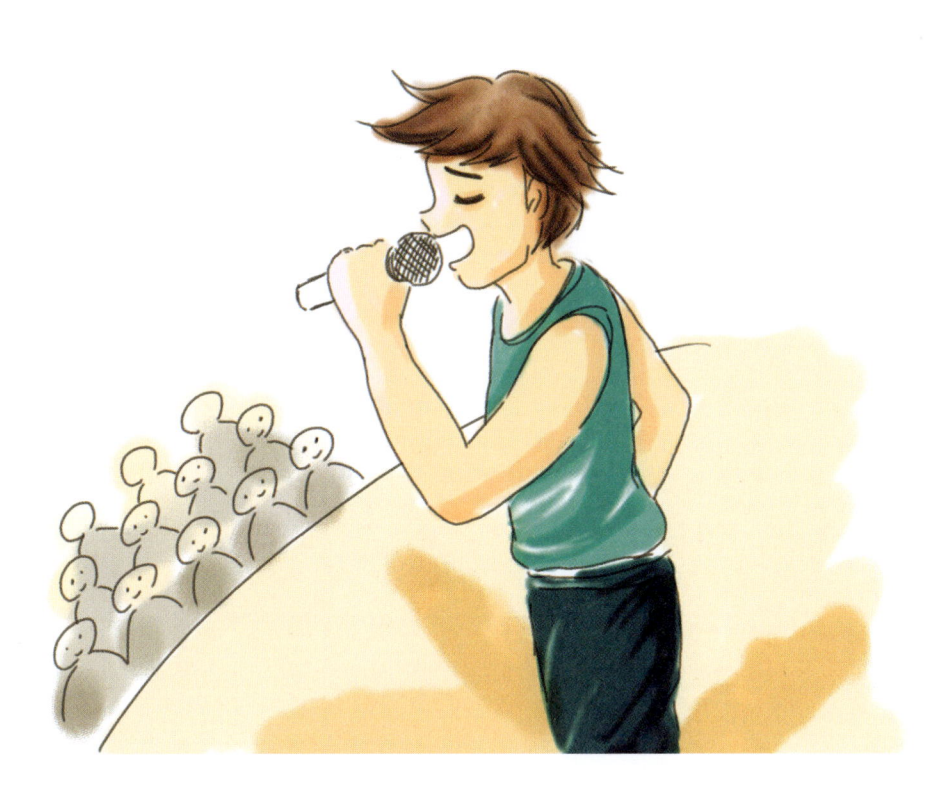

♪ 唱歌是以人的聲音作為演出工具,將不同歌曲的內容及感情演繹出來。

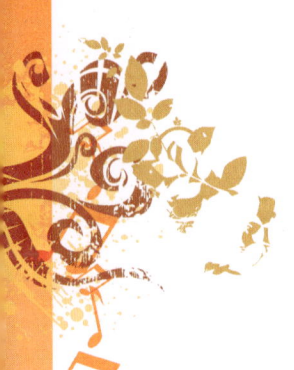

第二章：唱歌最快進步的方法

我們多年來見過不少人長期學習唱歌，蹉跎多年仍是進步有限。或到了某個階段歌藝便停滯不前，再無寸進。原因是什麼呢？怎樣才能突破現有困境？什麼才是獲得最大進步的方法？在唱歌各部份之中，哪一樣才是最重要的？

答案是：掌握運用聲音的基本技巧，是最重要的！

很多人都知道唱歌要有感情，我們亦希望透過歌聲把我們的情感、風格、個性等表達出來。但如果歌手不能有效地掌握聲音這件工具，例如高音唱不上去、聲音能收不能放、能剛不能柔等，即使監製或歌手對歌曲演繹或感情處理有任何要求，還是沒有足夠能力好好唱出來。等於一個人學了很多功夫招式，但馬步始終紮不穩，再多的招式也只是花拳綉腿，比武時馬上便出醜了。

前言

大家有否留意，真正第一流歌手與一般歌手的分別？就是在技巧層面上分勝負。我們並不是極端地認為，唱歌只重視發聲技巧，感情處理並不重要，而是感情的體會是很個人的，有時甚至不用教授。例如人們開心便會笑，傷心便哭泣，這是人的天性，但對於同一件事，每個人的情緒感受都不同，歌曲的感情演繹亦因此不同。我們可以聽聽世上最頂尖的歌手，其歌聲之所以有超乎一般的魅力，就是因為他們的聲音運用技巧達到登峰造極的地步。有些歌手雖然很有名，但總令人感到還未達到第一流的水平，因為技巧還不夠純熟，令歌聲的表達力略遜一籌。但他們的感情處理往往不亞於第一流歌手，有的甚至更佳。這說明了若要攀登歌藝頂峰，首先要掌握聲音運用的基本技巧，從而最大幅度地發展聲音的感染力，這是最重要的！亦是最困難的！

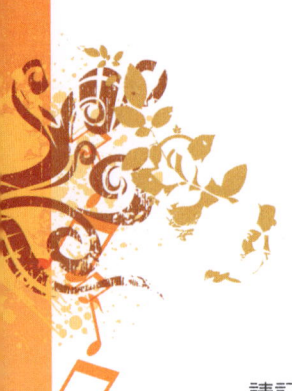

請記著：苦練基本功！苦練基本功！苦練基本功！你看過不會畫素描的畫家嗎？或者不會控球的球星？絕對沒有，告訴你，無論最偉大的藝術家或運動員，他們最引以為傲的不是高難度的花巧動作，而是日復一日、年中無休的苦練基本功。有了紮實的基本功，才能輕鬆地應付任何挑戰，也能突破技術的瓶頸。

很多人學習歌唱，抱著要立即見效的心態，彷彿今天上了幾課，明天便能拿歌唱冠軍或成為職業歌手，不肯下苦功將基本功打穩，到頭來吃虧的只是自己。要唱好歌沒有捷徑，但本書可以向你承諾，只要循序漸進地把專業用聲技巧的基本功打穩，你會在不知不覺間發覺唱歌越來越得心應手，對於各種聲音效果的發揮再無困難，亦能把情緒自然地透過歌聲表達出來，輕鬆達到職業的歌唱水準。

前言

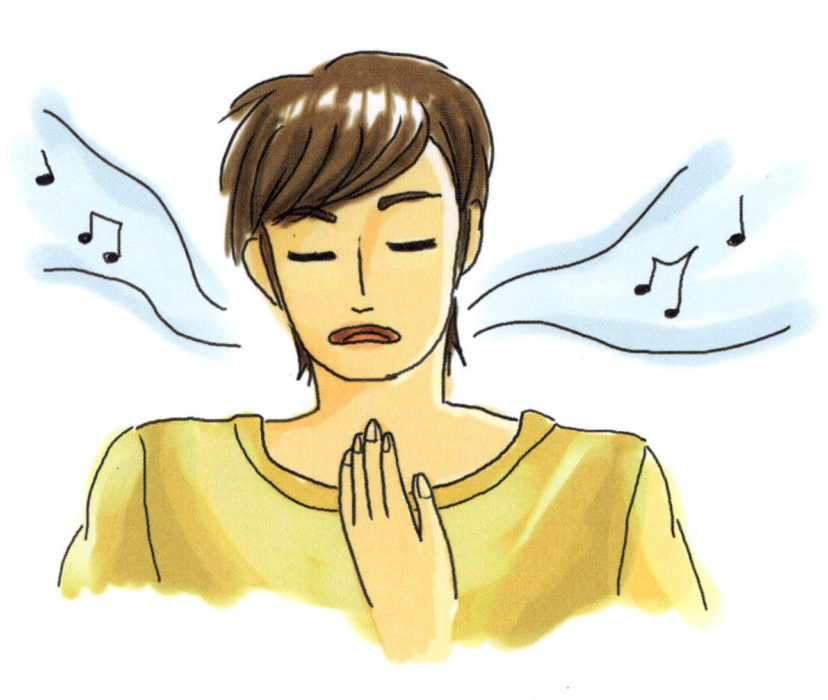

人的聲音是歌手表達歌曲內容及要求的工具

♪ 唱歌進步最快的方法 ― 掌握如何運用自己聲音的基本技巧！

15

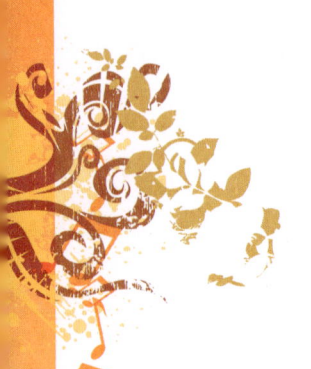

第三章：唱歌基本功的三大元素

唱歌的用聲技巧包括哪些基本元素？主要有三方面：
包括呼吸、發聲和共鳴 (圖1)。
唱歌就是這三個基本元素共同發生作用。

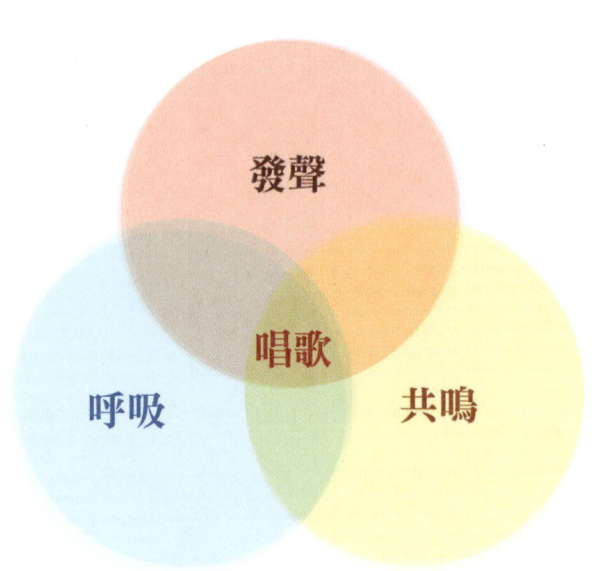

(圖1)

前言

呼吸：以氣息支持為聲音提供動力
發聲：唱出具質量的聲線，達到「真假高低，剛柔收放」的聲音要求。
共鳴：擴大、美化、釋放及改善聲音

唱歌時，呼吸、發聲和共鳴一定是同時進行的，不會只有一、兩項發生作用，而歌唱老師則會將之分拆逐一解說。因此，學習時要分別理解，逐項練習，唱歌時則結合起來一起運用。就如拼圖般，每次只處理一塊拼圖，逐一拼好便能得到完整的圖畫。

唱歌不但需要好好結合技巧，更要透過持續有意識練習，把這些技巧練成自然而然的習慣。這樣我們甫開聲唱歌便能進入良好的狀態，完全不用思索技巧問題，只須盡情投入情緒來演繹歌曲，唱歌才能得心應手。這需要長時間的浸淫，若老在思考如何呼吸、如何發聲的歌手，是沒法隨心所欲地唱歌的。

現代流行歌曲包含很多不同類別，對用聲三大元素的應用亦有所不同。就如舞蹈包括爵士舞、現代舞、社交舞、芭蕾舞、民族舞等不同類別，要求亦有很大分別。演唱傳統歌劇、音樂劇、民族歌曲、詩歌班、合唱團時，對共鳴及聲音位置的掌握

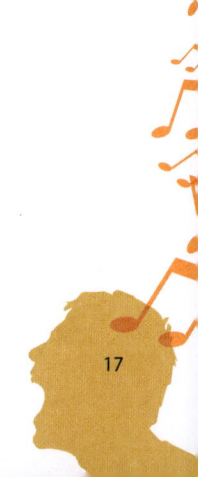

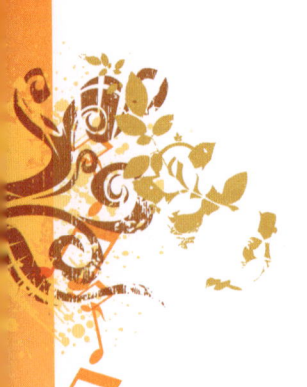

要求較高。而演唱一般流行歌曲、搖滾樂(Rock'N Roll)、爵士樂(Jazz)、節奏怨曲(R&B)、嘻哈(Hip Hop)等,則比較注重聲線的運用。我們要純熟掌握基本功的三大元素,但演唱不同類型歌曲時,三者的運用方法和比重均有所不同,不能一概而論。

唱歌基本功的三大元素 — 呼吸、發聲和共鳴。

前言

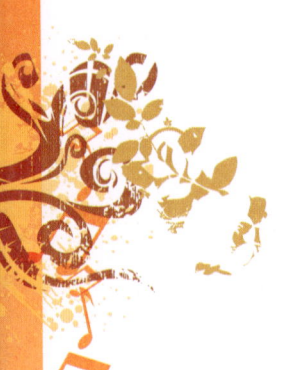

第四章：唱歌最大的敵人

開始學習唱歌之前，讓我們先瞭解一件十分重要的事情，原來由出生起，每一個歌者都有一個最大的敵人，無時無刻影響著自己的進步，這個敵人就是我們自己！

為什麼我們會拖慢自己進步的步伐呢？原來我們唱歌時，主要以聽覺來聆聽自己的聲音效果和監察進度，問題便出在這裡了！我們聽到自己的聲音原來並不正確，反而有很大偏差，更因而限制了自己的進步。

以上這情況，我們稱為 "**內耳感覺**" 和 "**外耳感覺**" 的問題。我們聽到的自己的聲音，跟別人聽我們的聲音並不一樣。自己聽自己的聲音，是經過內耳在體內產生訊號讓大腦接收，稱為 "**內耳感覺**"，別人聽見我們的聲音，則是聲音經過空氣的振動，傳播到別人的耳裡產生的訊號，這是 "**外耳感覺**"。這兩種聲音的是很不同的，所以很多人初次錄下自己的聲音，聽上去總是感覺很不自然，彷彿聽的是別人的聲音，很多歌手甚至要花好一段時間，才能在錄音時適應自己的聲音。

前言

我們平日隨意唱歌時，總是本能地希望滿足自己的"**內耳感覺**"。但原來自己聽得越清楚的聲音，越不是最理想的聲音，那是一種喉嚨擠壓、共鳴效果不足的聲音。這種聲音在別人聽來比較生硬，聲音位置較低，像壓在喉嚨一樣，並不好聽。因此自己的"**內耳感覺**"聽得越清楚，別人覺得越生硬。要別人聽得舒服，我們需要唱出鬆動通透的聲音，我們需要鬆開喉嚨、集中聲線、運用共鳴把聲音釋放出來。而鬆動通透的聲音產生時，自己反而聽得不太清楚，聽起來有點朦朧，好像隔了一層紗一樣，但這種聲音才是別人聽來最舒服及理想的聲音。

你曾否在唱歌課中，對老師教授的歌曲本已唱得十分純熟，滿有自信，但拿起咪高峰唱出來時，卻發覺聲音好像怪怪的，必須調整聲音來配合咪高峰的要求。因為你私下唱歌時只為滿足自己的"**內耳感覺**"，而這種聲音根本不是最佳的唱歌狀態。

要解決"**內耳感覺**"和"**外耳感覺**"的落差問題，可用以下三種方法：第一，盡可能用咪高峰唱歌，若你的歌聲能讓咪高峰清晰接收，代表傳達到別人耳中的聲音，也是同樣的清晰理想。

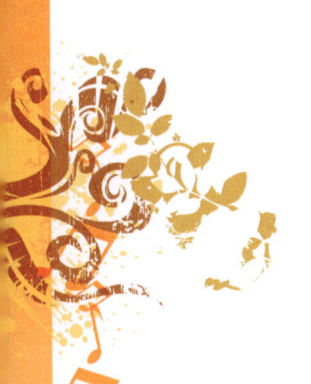

第二，跟有經驗的導師或朋友學習，讓他們正確地指出甚麼才是良好的聲音效果，這也就是為甚麼人們說，讓唱功最快進步的方法，就是覓得一位好老師，他們可以協助我們正確判斷自己的聲音。

第三，每次練唱時盡量把自己的歌聲錄下來，然後反覆聆聽，找出不同唱法的不同聲音效果。尤其現今的錄音方法不但先進，也非常方便和低成本，你可以從坊間購買一些廉宜的錄音器材，並從網絡下載好用的錄音程式，便能輕鬆地錄下自己的歌聲，這也是讓歌藝快速進步的重要一步。

明白"**內耳感覺**"和"**外耳感覺**"的分別，使用以上方法去彌補落差，對日後正確地監察自己歌藝的進步，持續發展最佳的聲音有莫大幫助。

前言

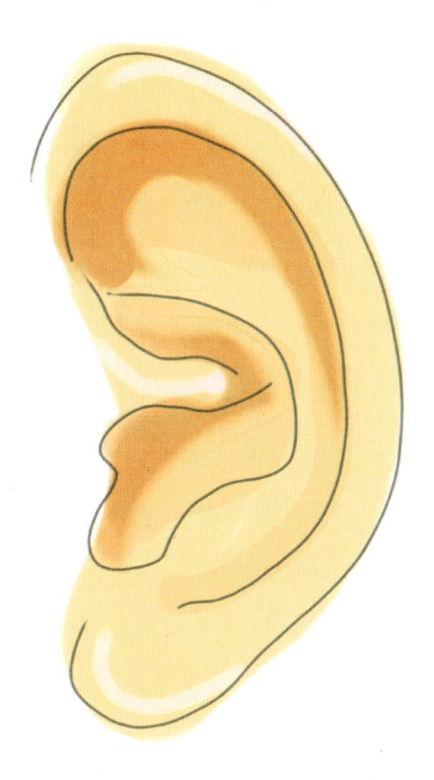

"內耳感覺"和"外耳感覺"

♪ 唱歌要滿足別人的聽覺，而不是滿足自己的聽覺。

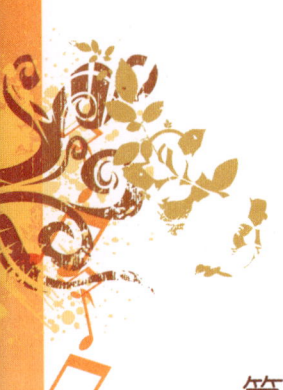

第五章:使用本書如何獲得最大效果

要唱好歌不但要擁有知識,更重要是好好掌握技巧,它不同學習數學或會計,聽老師說一遍便懂得運用。唱歌的技巧是一種能力的運用,只知道理論而不去實踐,一生也不可能懂得唱歌是什麼。等於你無法在岸上學會游泳、或單靠看書便會踏單車。學習唱歌就如學習雜技表演,別人可以在五分鐘內告訴你,怎樣拋起三顆橙不掉下來,但若要能正式表演,則需要長時間練習。

同一道理,讀畢本書可能不用一天,但若要好好發揮書中所授的技巧,以下是一些必須的方法:

1. 反覆閱讀每一章節,徹底明白技巧細節
2. 配合 [網上發聲練習],切實地鍛鍊技巧
3. 嘗試把所學的技巧運用到唱歌上
4. 結合不同的用聲技巧,一起運用
5. 重覆練習,把技巧化成自然而然的習慣
6. 一星期兩天,每天30分鐘持續鍛鍊,努力達到職業歌手的歌唱水準

前言

到底從零開始學習，到可以隨心所欲地唱歌需要多久呢？如果你天賦的歌唱條件不錯，學懂專業方法並且持之以恆地鍛鍊，那麼以我們的經驗，從零開始到輕鬆唱歌，約需要花3-5年！

3-5年！不是吧？太久了！！！

別天真妄想了！職業的歌唱能力是這麼容易獲得的嗎？真的這麼容易的話，早已滿街都是職業歌手了！記著：不用下苦功獲得的能力並沒有價值！一分耕耘一分收穫，這裡告訴大家需要3-5年去苦練，是希望大家戒絕急功近利的想法，腳踏實地、切切實實地下苦功，一步步鍛鍊自己，這才是邁向成功之路的最快、最有效的捷徑！

想唱歌但完全沒有天份 — 不成！
有天份但沒有適當方法 — 不成！
懂得良好方法但不加以實踐掌握 — 不成！
有實踐但沒有持續鍛鍊至純熟掌握 — 不成！

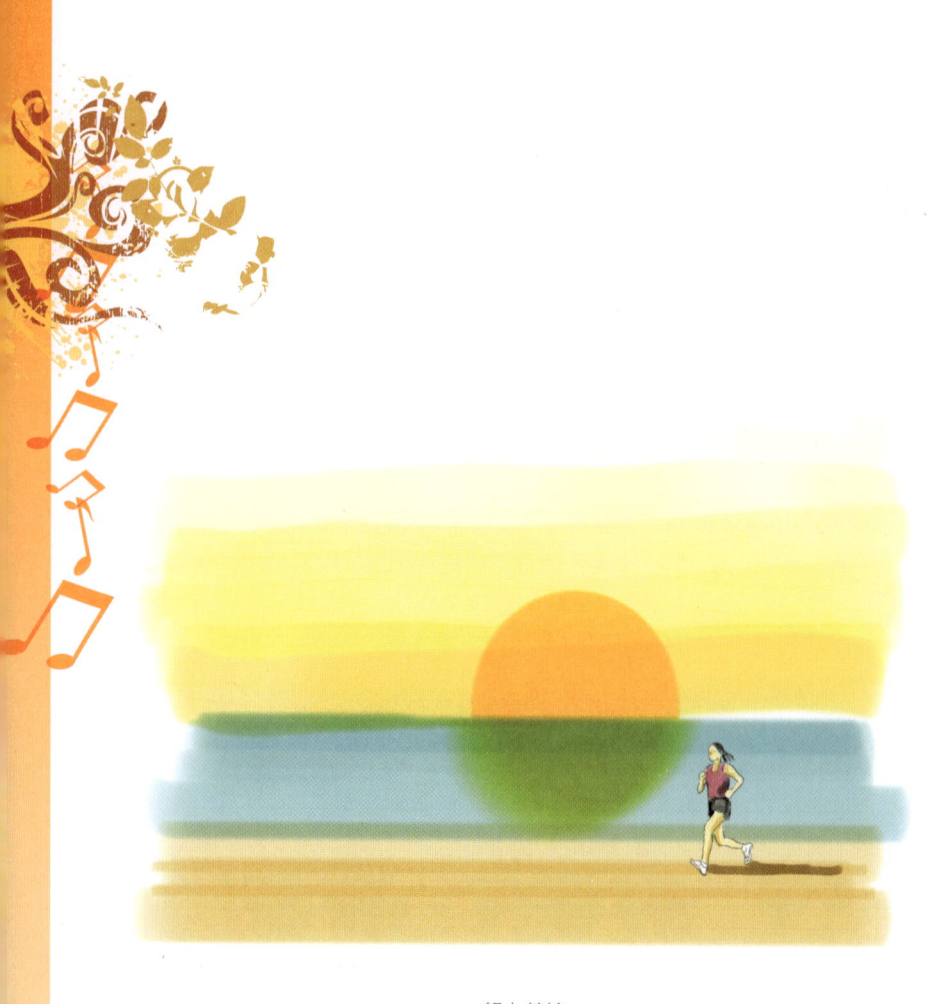

努力苦練

♪ 堅持鍛練讓你唱出職業的聲音！

前言

唱歌第一步要掌握的技巧
何謂丹田力？
隨心所欲的呼吸法

呼吸法

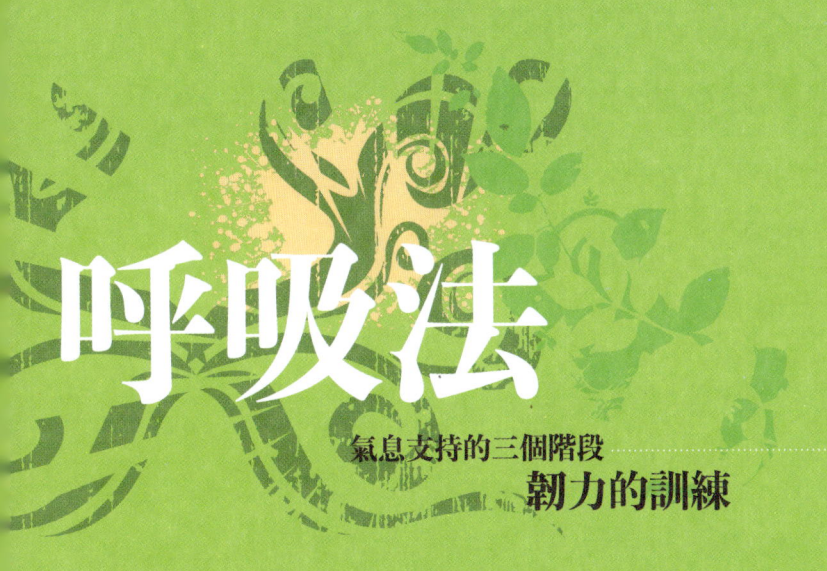

氣息支持的三個階段
韌力的訓練

發聲練習

https://drive.google.com/drive/folders/1nNg2Olq6JJRBM4Y0JLEm5lHuPLfvzkSr?usp=share_link

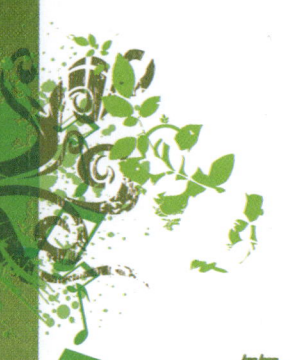

第六章：唱歌第一步要掌握的技巧

唱歌第一步要掌握的技巧是什麼？……▶ 答案：呼吸

每個人一出生便懂得呼吸，為什麼仍要學習呢？一般人呼吸的作用只為維持生命生存的需要，吸入氧氣並呼出二氧化碳便已足夠。但唱歌所需的呼吸法是要以氣息支持聲音，唱出平時不會經常使用的強度及高度，例如：

1. 高音 — 一般語言只需使用中、低音域，但唱歌則經常需要使用高音，現代流行歌曲的演唱尤其明顯，能唱出漂亮高音絕對是實力派歌手的指標之一。

2. 響亮的聲音 — 雖然一般唱歌都會使用咪高峰，但歌手仍須持續發出比平常說話結實及響亮的聲音。

3. 悠長的樂句 — 平時可以慢慢講話，不夠氣時可以把句子斷開，吸一口氣再說，但唱歌則經常需要一口氣不間斷地演唱長樂句。

如果沒有足夠的氣息支持，唱高音、響亮及悠長樂句時，很容易變成只是叫喊出來，對聲帶構成沉重負擔，長期用這種方法

呼吸法

唱歌很容易造成聲帶勞損，更可能產生永久傷害。所以唱歌的第一步，就是需要鍛鍊好正確的呼吸方法，給予聲音足夠的氣息支持，這樣才可以保護聲帶，並為長時間演唱作好準備。

試想像你駕駛一輛小馬力汽車，裡面坐了五個大漢，在酷熱的天氣下盡開冷氣開上坡，情況會是怎樣？同一道理，我們的呼吸等於汽車的馬力，唱歌就是對馬力的要求，如果馬力（呼吸量）不夠便無法應付。因此要提升馬力就要鍛鍊好的呼吸方法，帶來更佳的氣息支持，才能滿足唱歌對聲音的嚴格要求。

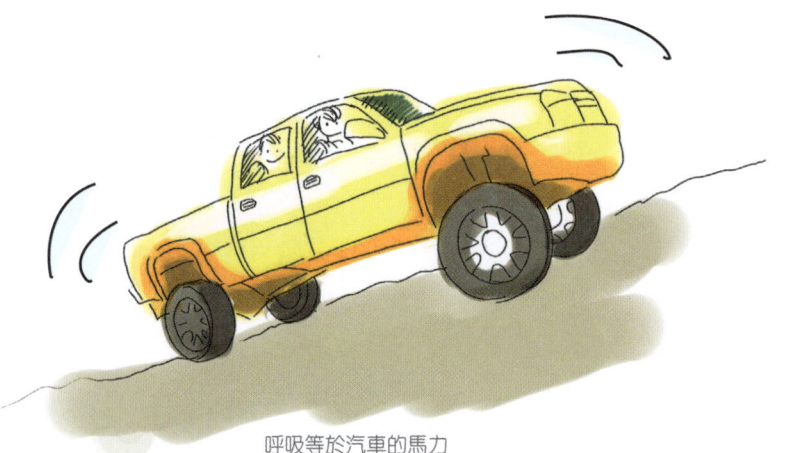

呼吸等於汽車的馬力

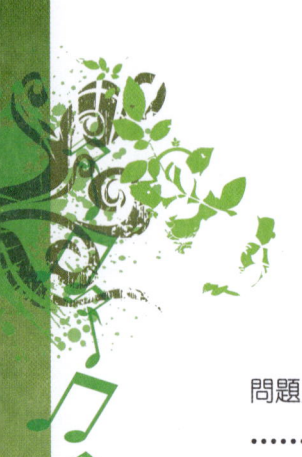

問題是，什麼呼吸方法才是正確的呼吸方法？
‧‧‧‧‧‧▶ 答案：**腹式呼吸**

什麼是腹式呼吸？我們先來做一個簡單的測驗 ─ 將一隻手放在胸口上，另一隻手放在腹部上，嘗試吸氣並隨意唱出一般樂句，細心留意當你吸氣時，是胸部隆起還是腹部隆起？如果吸氣時胸部隆起稱為"**胸式呼吸**"，吸氣時腹部隆起稱為"**腹式呼吸**"，如果仍不清楚，可以再重複進行以上測驗(圖2)。唱歌需要的是"**腹式呼吸**"，原因在下章再詳述。

呼吸法

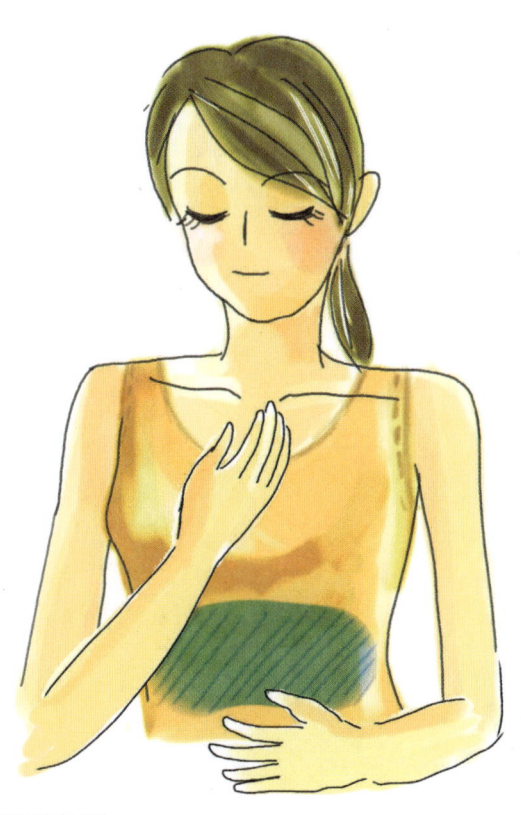

測試呼吸的位置

(圖2)

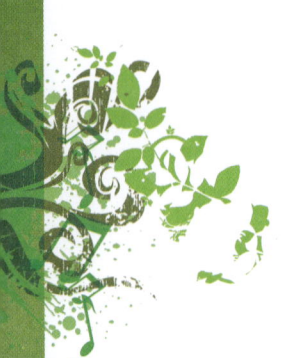

首先,我們進行第一個練習[腹式呼吸練習]。

呼吸練習・腹式呼吸練習

嘗試用腹部進行呼吸動作,吸氣時腹部隆起、呼氣時腹部收縮(圖3及圖4)。

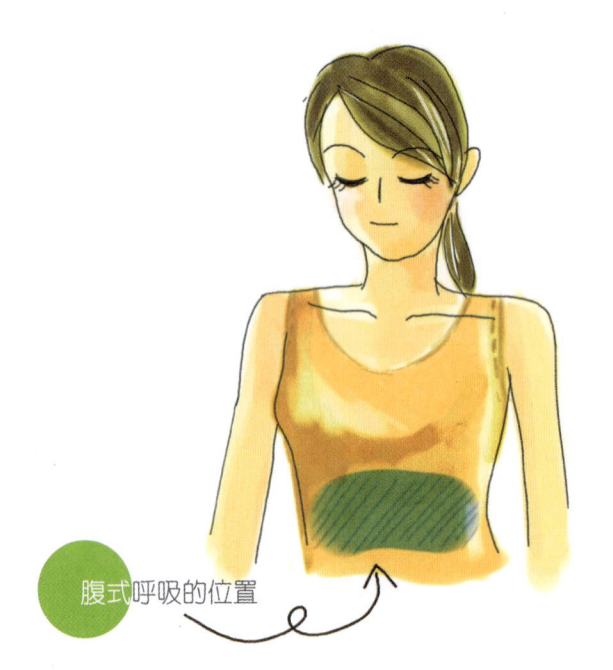

腹式呼吸的位置

(圖3)

呼吸法

留意練習時盡量把肩膀及胸口放鬆，完全不要動，盡量單以腹部力量去呼吸，吸氣時腹部隆起、呼氣時腹部收縮。

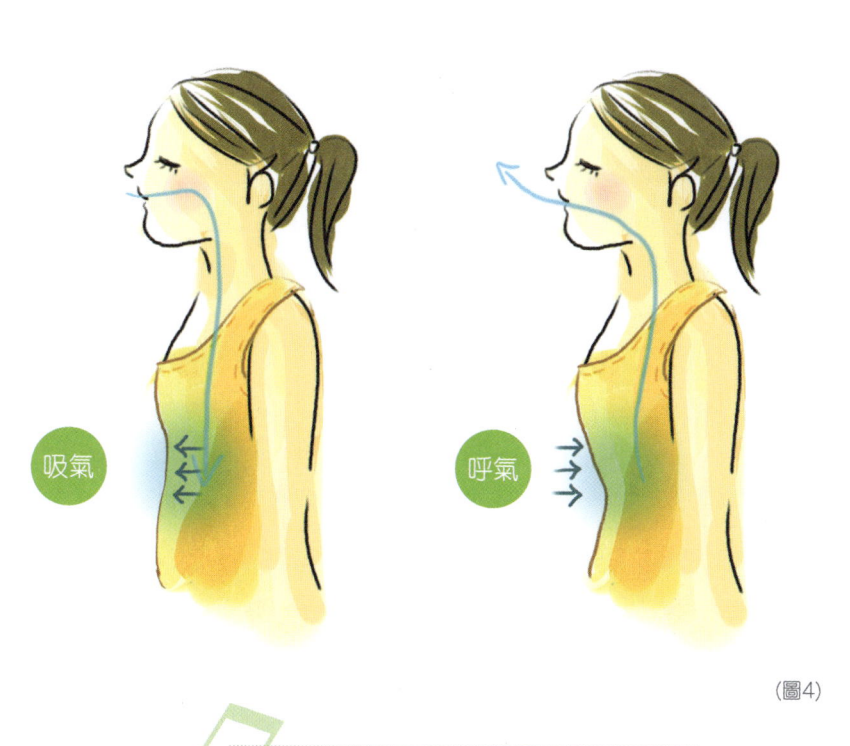

吸氣

呼氣

(圖4)

唱歌第一步是要掌握良好的呼吸方法。

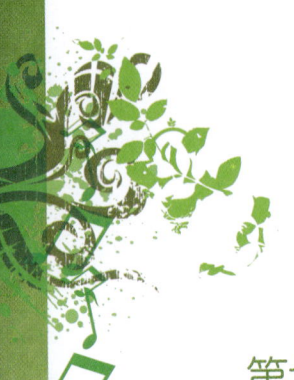

第七章：何謂丹田力？

"腹式呼吸"是什麼？為什麼吸氣時腹部會隆起？是把空氣吸進腹部嗎？常聽說唱歌要用丹田呼吸，"腹式呼吸"就是吸氣入丹田，以丹田的氣來唱歌嗎？

其實傳統唱歌提及的丹田呼吸是控制氣息，來支持聲音的運用。眾所周知，人呼吸時只會把空氣吸進一個器官 — 肺部，這是唯一有效的呼吸器官，並不會把空氣吸進腹部或丹田。那為什麼"腹式呼吸"中，吸氣時腹部會隆起？什麼是"丹田力"呢？

我們的心臟及肺部是非常重要的器官，萬一受到傷害會直接危及性命。幸好上天巧妙地用肋骨形成保護罩，保護著這些重要器官。然而，肋骨同時也為唱歌帶來限制，我們唱歌需要吸入大量空氣，這時肋骨便會限制了肺部向四周大幅擴張。那怎麼辦呢？不用擔心，原來我們的肺部可以向下擴張！人體肺部下面是橫膈膜，深呼吸時大量空氣令肺部向下擴張，把橫膈膜向下推，因此把腹部稍微推出。感覺就如把空氣吸入腹部令它鼓起，但事實是深度的呼吸令肺部向下擴張，再把腹部推出而已，這便是"腹式呼吸"的成因了 (圖5)。而以腹部力量控制氣

呼吸法

息的方法，便是傳統歌唱技巧所提及的"丹田力"了。

那麼"腹式呼吸"的好處是什麼？

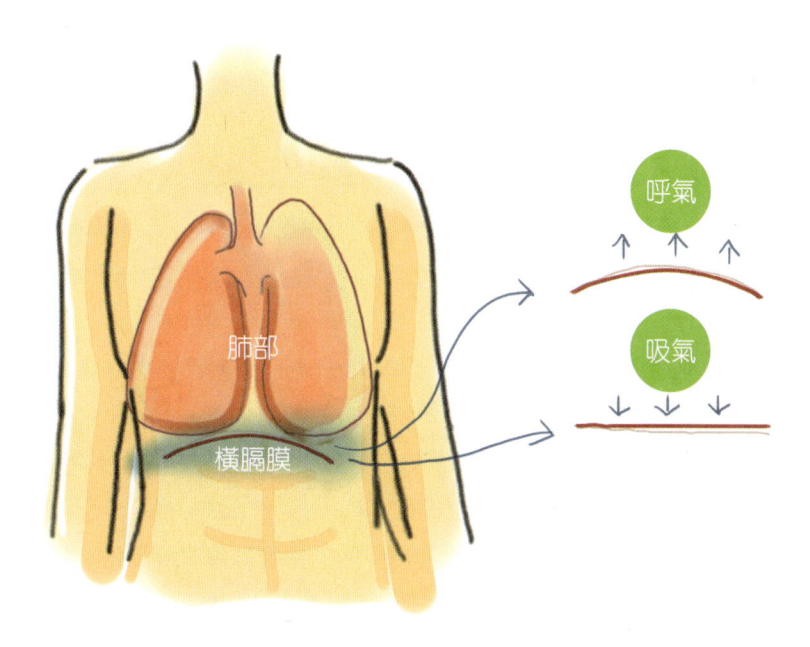

肺部

橫膈膜

呼氣

吸氣

"腹式呼吸"的成因　　　　　　　　(圖5)

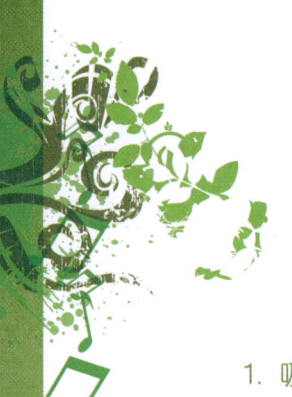

1. 吸入氣息較多也較深 — 唱歌需要大量氣息支持，日常的"胸式呼吸"受肋骨限制，令吸入的氣息較淺較少，"腹式呼吸"透過向下擴張的肺部，令吸入的氣息更加深長而飽滿！

2. "胸式呼吸"易令喉嚨緊張 — 如果我們用胸口擴張來增加吸氣量，很容易會導致胸口緊張，從而令唱歌需要運用的肌肉組織，如喉嚨肌肉等僵化和緊張，並且影響發聲。

3. "腹式呼吸"令我們能控制氣息 — 我們較難用胸部因應發聲的需要來控制呼氣量，但"腹式呼吸"可以透過腰腹力量把氣息有效地控制氣息。以腹部力量把氣息控制氣息，來支持聲音的運用，這便是傳統歌唱技巧所提及的"丹田力"了。

好好把"腹式呼吸"掌握好，這是我們一出生便具備的能力！

即使是腹式呼吸，上腹和下腹的呼吸位置並不一樣。唱歌時，首先用上腹橫膈膜處吸氣（圖6）。很多人誤會丹田（下腹）就是"腹式呼吸"的位置，但原來如果沒有運用上腹的力量，單以下腹呼吸，會因距離過遠而不容易及時把氣息的壓力傳遞到聲音上，因而令聲音較浮，力量不足。因此唱歌時，首先

呼吸法

用上腹橫膈膜處吸氣及用力，當要演唱較長或較高音的高難度樂句時，我們才需要更大的氣息支持，那時呼吸才由上腹延伸至下腹，"丹田力"在此時才發生作用，一般短樂句是不需要用"丹田力"的。

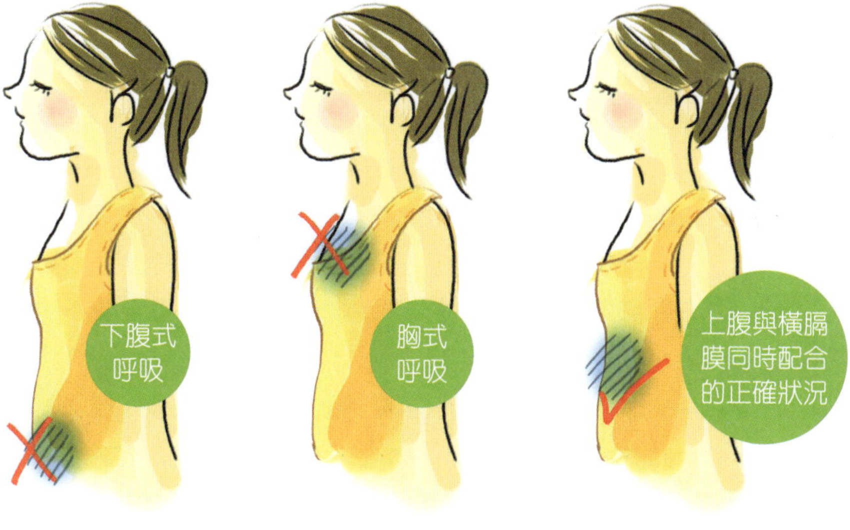

下腹式呼吸

胸式呼吸

上腹與橫膈膜同時配合的正確狀況

三種不同的呼吸位置

(圖6)

良好呼吸法的第一步 —腹式呼吸。

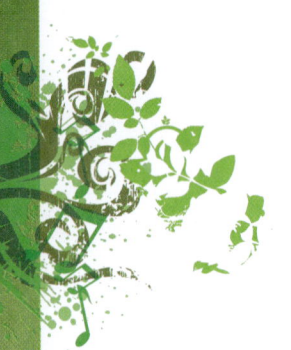

第八章：隨心所欲的呼吸法

呼吸雖然只是一個詞語，其實它包含兩種動作："呼出"與"吸入"。下一個問題是：唱歌時，究竟是呼出還是吸入更重要？

沒有呼出哪有吸入？沒有吸入哪有呼出？當然是兩者同樣重要！但原來在唱歌的要求下，"呼出"與"吸入"會帶來不同的效果，若不清楚哪一邊更重要，將直接影響日後唱歌的表現。

答案是：在唱歌的要求下，"呼出"相對比較重要一些！

為什麼呢？因為唱歌是利用呼出氣息，來衝擊聲帶發聲的過程，如何令呼出的氣息跟聲帶結合起來運用是很重要的問題。很多人誤以為呼吸的技巧只是吸氣的技巧，於是不停地練習把空氣盡量多吸空氣，然後鼓在胸腹之間，殊不知僵化的氣息不單對唱歌沒有幫助，還會影響發聲的靈活性。必須緊記：唱歌需要流動而不是僵化的氣息。這是很多人對呼吸錯誤理解的部份，只要改善呼吸方法，唱歌的表現也會馬上改善。

那麼怎樣進行把呼出的氣息跟聲帶結合的練習呢？我們來進

呼吸法

行以下練習[忘記吸氣練習]。

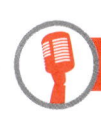

呼吸練習・忘記吸氣練習

在使用腹式呼吸的情況下，吸氣時腹部隆起後，用力收縮上腹部把氣息呼出，利用呼出的氣息衝擊聲帶，發出"哈"聲，然後再放鬆腹部，讓空氣自然流進。重覆收縮腹部呼出氣息，發出"哈"聲，再放鬆腹部讓空氣自然流進，直至完全掌握此練習的要求(圖7)。

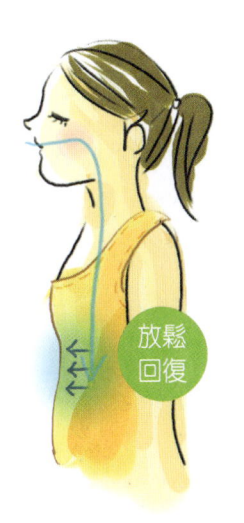

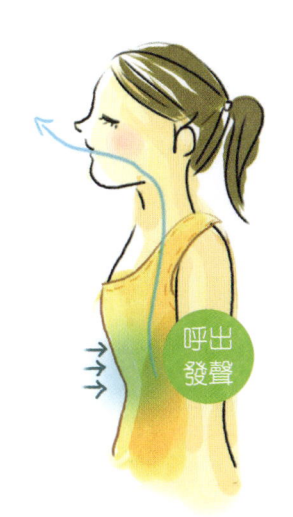

[忘記吸氣練習] 的用力位置　　　　　(圖7)

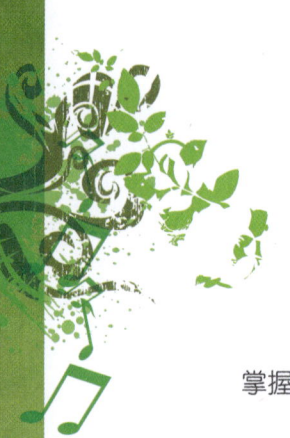

掌握[忘記吸氣練習]的呼吸法有三個非常重要的優點：

1. 讓歌手以挺直的姿態唱歌 ─ 僵化的呼吸方法令胸腹緊張，演唱時很容易不自覺地縮起肩膀，不但姿態不好看，同時更會影響唱歌的質量。歌手演唱時需要展現優雅、挺拔、自信的姿態。

2. 消除唱歌不必要的吸氣聲 ─ 唱歌時沒有吸氣聲，那是技巧而不是天生的，很多歌手唱歌時吸氣聲很大，直接影響聽眾的欣賞感受。[忘記吸氣練習]可把腹部放鬆，胸腹間負壓時把氣息自動帶入，沒有主動吸氣的過程，不必要的吸氣聲亦能減到最少。

3. 隨心所欲地唱歌 ─ 用良好的呼吸法去唱歌可以做到唱歌用力，而呼吸放鬆。用力演唱才可以完全用感情帶動聲音的強弱輕重，而放鬆的呼吸可令氣息自動流入，馬上準備好演唱下一句。就如拳師每次出拳後必須還完基本姿勢，準備發出下一拳般。如果方法錯誤，每次唱歌時呼吸都很用力，身體卻被逼放鬆，這樣很難令你隨心所欲地演唱及盡情地投入感情，即便能勉強表達歌曲，效果還是會顯得很生硬。

呼吸法

[忘記吸氣練習]幫助我們鍛鍊呼氣與發聲結合,為良好的氣息支持打穩第一步的基礎,流動的氣息令我們能隨心所欲地唱歌。

> 唱歌需要流動而不是僵化的氣息,唱歌用力,呼吸放鬆。

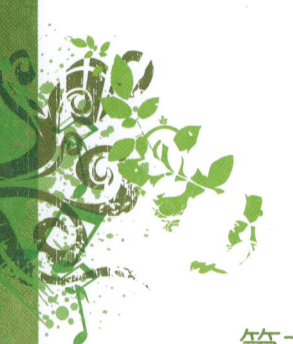

第九章：氣息支持的三個階段

當我們明白了呼出氣息對聲音的支持作用後，接下來便進一步應用在唱歌上，對不同樂句及難度的處理，可使用不同的呼吸法，主要分為三個階段：

1. 第一階段(短樂句) — 氣息要求不多，以[忘記吸氣練習]作基礎，上腹用力把樂句唱出，再放鬆腹部還完便可，這是第一階段。

2. 第二階段(中樂句) — 對氣息的要求較大，單靠第一階段的氣息支持並不足夠，我們需要第二階段的氣息運用，這時需要主動吸氣。留意吸氣位置在上腹橫膈膜處。繼續保持肩膀、胸口及下巴放鬆，保持挺直的姿態，再以橫膈膜的力量來支持氣息。

3. 第三階段(長樂句) — 要唱出歌中較難的部份時，例如非常高音或很長的樂句，這時便需要第三階段的氣息運用。呼吸由上腹的基礎下延伸至下腹，演唱時感覺下腹保持鼓起，與呼出的氣息產生對抗，這種感覺傳統稱為"丹田力"，這樣會為氣息帶來深度穩定的支持力，讓歌手能完成高難度的歌曲。第三階段的氣息要在第一及第二階段橫膈膜用力的基礎下進行，一般短樂句並不需要運用這種"丹田力"。

呼吸法

三個階段的氣息支持呼吸法,可以鍛鍊出怎樣的唱歌能力呢?

答案是 ……▶ 耐力!歌曲上經常需要演唱較長的樂句,歌手需要以足夠氣息支持,這便是氣息的耐力了。

我們透過以下四個耐力練習,把氣息的耐力鍛鍊出來。

練習三・呼吸耐力練習 1

[發聲練習 -Track 3/13]

這是第一階段的氣息耐力練習。利用之前掌握的腹式呼吸,在[忘記吸氣練習]的基礎上,把氣息由上腹部推出,一口氣唱出一個循環的"嗎"音(國粵語同音)。

進行此練習時,留意身體要保持挺直的姿勢,肩膀、胸口及下巴盡量放鬆不能用力,單以上腹部(橫膈膜,肋骨底部與肚臍之間)的力量把氣息推出,唱完一個循環後,把腹部放鬆令氣息自動流入,留意唱歌用力、吸氣放鬆的身體節奏 (圖8)。

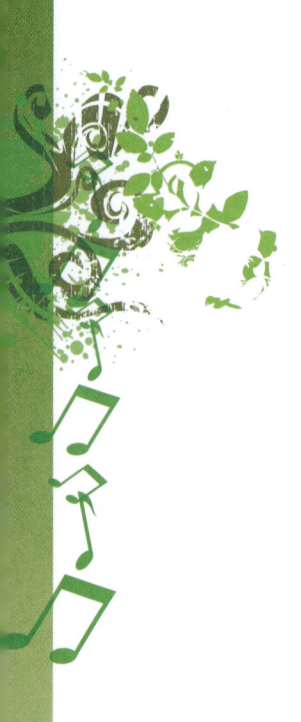

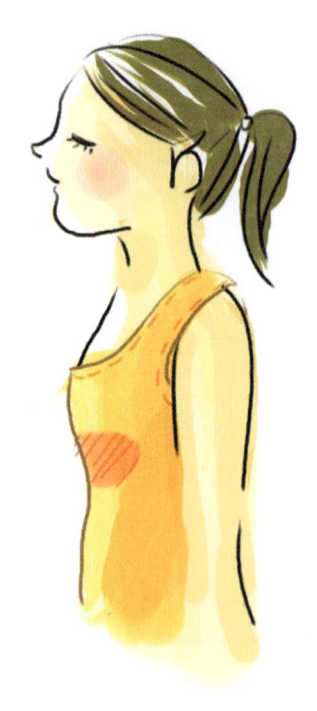

[呼吸耐力練習1] 的呼吸位置　　　　　　　　　（圖8）

練習四・呼吸耐力練習2

[發聲練習-Track 4/14]

完成一個循環的練習後,繼續保持挺直的姿勢,進行兩個循環的氣息練習,唱"嗎"音(國粵語同音)。練習時必須一口氣完成,中途不可偷換氣。

呼吸法

由於氣息要求較長，我們需要做主動吸氣的動作。我們把氣吸入上腹(橫膈膜，肋骨底部與肚臍之間)，然後繼續以上腹用力，一口氣唱完兩個循環的練習(圖9)。

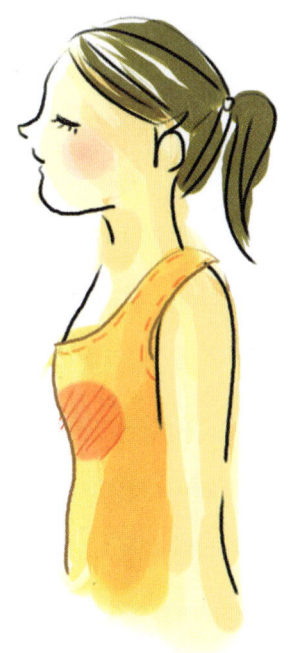

[呼吸耐力練習2] 的呼吸位置　　　　(圖9)

練習五・呼吸耐力練習 3

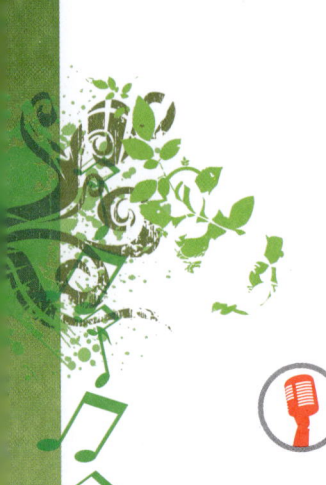

[發聲練習 - Track 5/15]

這是第三階段的氣息耐力練習。完成兩個循環的練習後，繼續保持挺直的姿勢進行三個循環的氣息練習，唱"嗎"音(國粵語同音)。練習需要以一口氣完成，中途不可偷氣。

由於氣息要求比之前更長，我們不單吸氣入上腹(橫膈膜，肋骨底部與肚臍之間)，更要吸入下腹(肚臍以下)，然後以腰腹的力量支持著氣息，傳統稱為"丹田力"。這時候上下腹有相反的感覺，上腹繼續由於氣息不斷流走而收縮，下腹則感覺鼓起頂住，形成"對抗"的感覺，才能較深地支持住，來完成高難度歌曲演唱(圖10)。

呼吸法

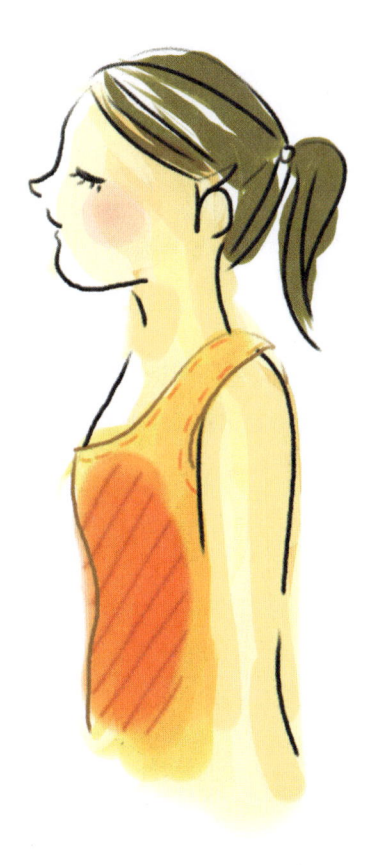

[呼吸耐力練習3] 的呼吸位置　　　　　(圖10)

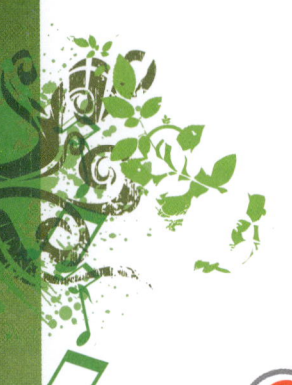

練習六：呼吸耐力練習 4

[發聲練習 -Track 6/16]
完成三個循環的練習後，繼續保持挺直的姿勢，進行三個循環氣息及聲音位置練習，現在唱三個音 "e"、"a"、"啊"。練習時每個循環轉音，仍需要以一口氣完成整個練習。

此練習除了繼續保持氣息的支持外，亦須盡量把三個音放在靠前的位置唱出來。打開口腔，用好像微笑般的口型，把聲音感覺從臉上送出來般，一口氣完成三個循環的練習 (圖11)。

呼吸法

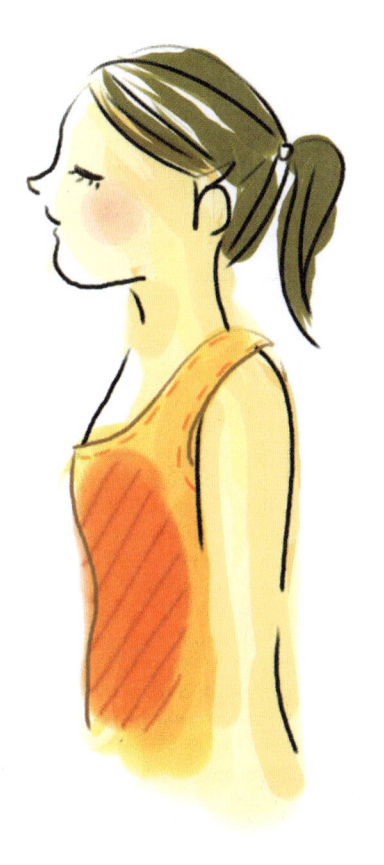

[呼吸耐力練習4] 的呼吸位置　　　　　　(圖11)

三個階段的呼吸練習，鍛鍊出氣息的耐力。

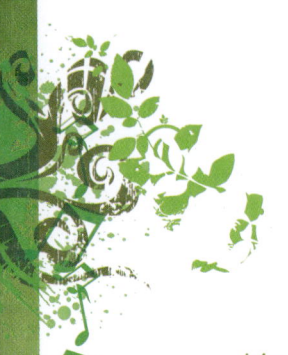

第十章: 韌力的訓練

關於唱歌的氣息支持，除了耐力外還需要什麼能力呢？
答案：……▶ 韌力

現代流行歌曲對於語氣、樂感及節奏感的要求越來越強，歌手要唱出流暢的歌聲，須以具韌力的氣息來演唱。韌力的意思是唱歌既不可以沒有氣力，但亦不可以把氣力唱死，我們所用的氣息要具備靈巧的韌度及彈力，才能把現代流行歌曲的節奏感好好唱出來。

要唱出氣息的韌力，我們以一種傳統戲曲的氣息練習來鍛鍊，這練習稱為[哈蟆氣氣息練習]。

呼吸練習・哈蟆氣氣息練習

站直身體，保持挺拔及胸腔氣息飽滿的姿態，使用腹式呼吸，把氣吸進上腹橫膈膜處，然後運用上腹橫膈膜的力量，持續作出短而輕微的"呼出、吸入"動作，直至無力為止。開始做此練習時可用較慢的速度和頻率來進行，最重要是在正確地感受

呼吸法

橫膈膜的力量怎樣推動氣息的呼出。熟練後慢慢把練習的速度及頻率加快，能持續的時間越長越好(圖12)。我們可以在任何方便的時間及地點來進行此練習，來鍛鍊氣息的韌力。

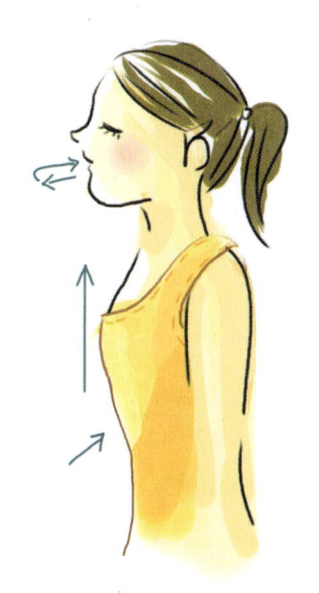

[哈蟆氣氣息練習]的姿勢與感覺　　　　　(圖12)

在熟練[哈蟆氣氣息練習]後，我們可以透過以下的韌力練習，把氣息的韌力結合歌唱的發聲與吐字一起鍛鍊。

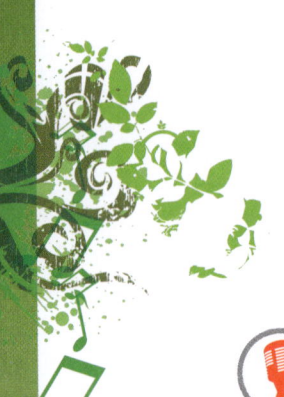

練習十‧呼吸韌力練習

[發聲練習 -Track 10/20]

這是一種傳統戲曲鍛鍊氣息的重要練習，我們稱為「哈蟆氣」的練習。

利用腹式呼吸，把氣息由上腹部短促地推出，好像哈蟆喘氣，唱出短促的聲音，然後逐漸加快練習速度。配合不同聲母去練習，逐漸把發聲練習與歌唱需要結合起來。

留意練習時應繼續保持肩膀及胸口放鬆，只用腹部的力量把氣息彈出來。感覺就如聲音一唱出來便要立刻用氣息把它斬斷，利用氣息的韌力控制聲音的靈活性 (圖13)。

透過持續鍛鍊，橫膈膜的力量會被大幅加強，演繹歌曲的語氣及節奏感將會更加得心應手。

呼吸法

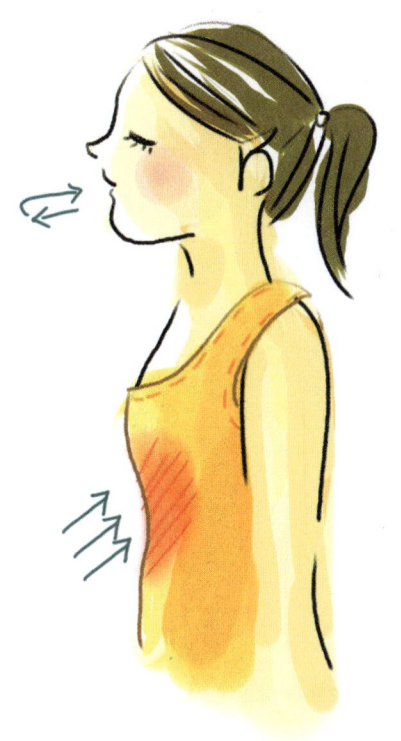

[呼吸韌力練習] 的呼吸位置　　　　　　(圖13)

良好的呼吸方法為聲音帶來兩大重要的氣息支持力量 ─ 耐力及韌力，給予聲音足夠的動力來演唱歌曲，這是歌手必須具備的第一步基本技巧。

> 良好的呼吸法帶來兩大重要的氣息支持力量 ─ 耐力及韌力。

現代流行歌唱演唱需要達到的聲音標準

人如何發出聲音？

集中的聲線

發聲法

喉頭位置
海豚音的秘訣！

發聲練習

https://drive.google.com/drive/folders/1nNg2Olq6JJRBM4Y0JLEm5lHuPLfvzkSr?usp=share_link

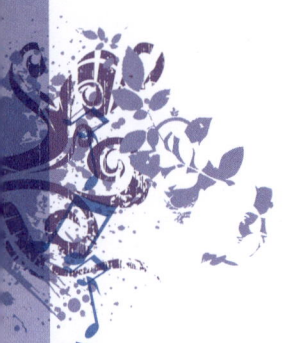

第十一章：人如何發出聲音？

在討論如何發出漂亮歌聲前，我們須先瞭解人是如何發出聲音，發聲的最主要的器官是什麼呢？答案是 ⋯⋯▶ 聲帶。那麼究竟聲帶在哪裡？原來很多人都不知道。

簡單來說，聲帶在喉頭的中間(圖14)。喉頭，俗稱喉嚨，上連咽喉、下接氣管，是重要的發聲體。聲帶是兩片水平狀左右並列的白色韌帶。聲帶在不發聲時是分開的，從上方看就如英文字[V]字一樣(圖15)。發聲時，氣息經過聲門，兩片聲帶靠攏閉合，以摩擦震動發出聲音(圖16)。在呼吸的配合下，我們透過調整聲帶的長度、厚度和張力，配合呼吸，可使聲音產生高、低、強、弱等不同的變化。

發聲法

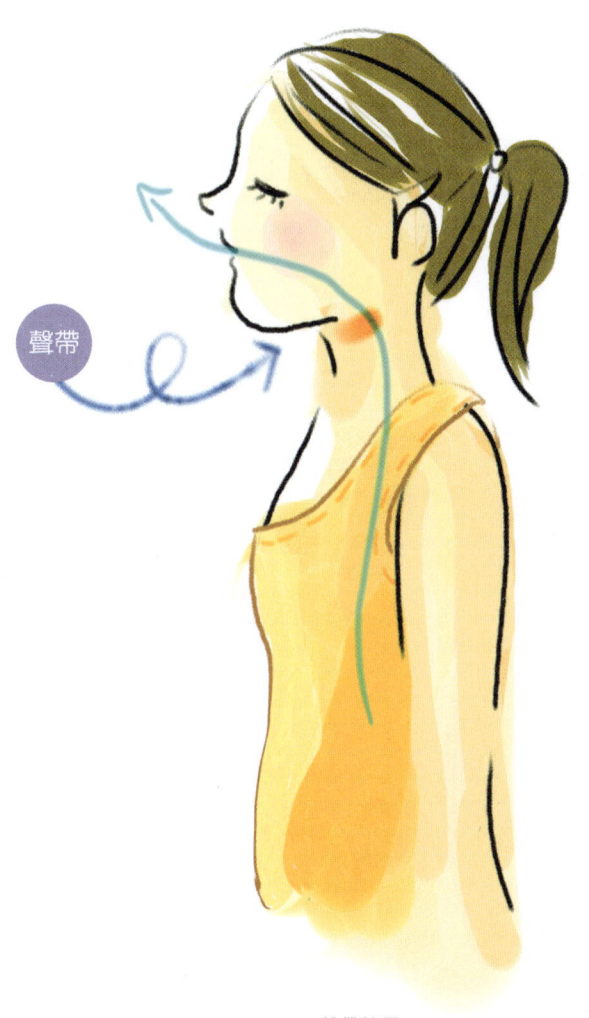

聲帶

聲帶位置　　　　　　　　(圖14)

不發聲

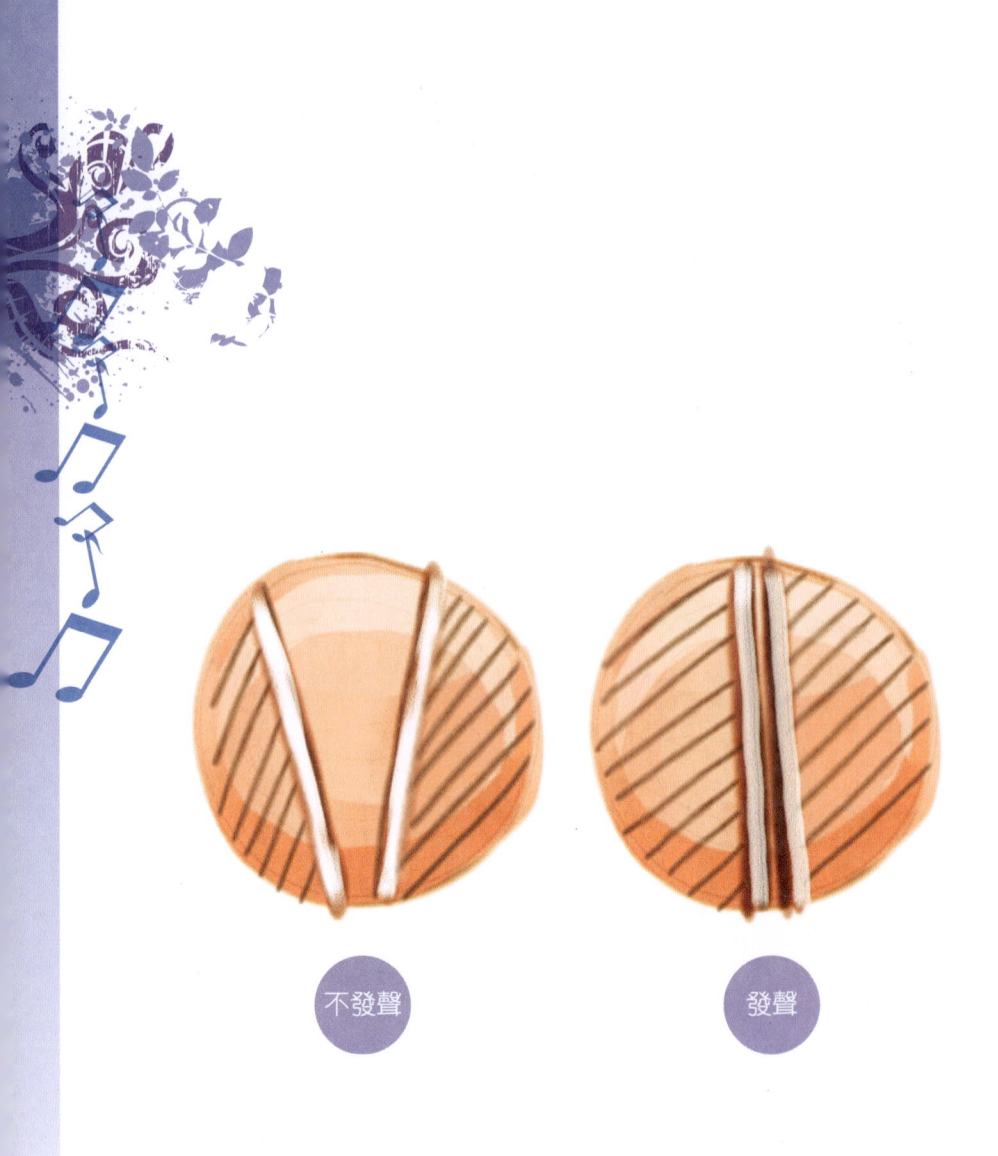

發聲

聲帶不發聲/發聲時的形狀　　　　　　(圖15)

發聲法

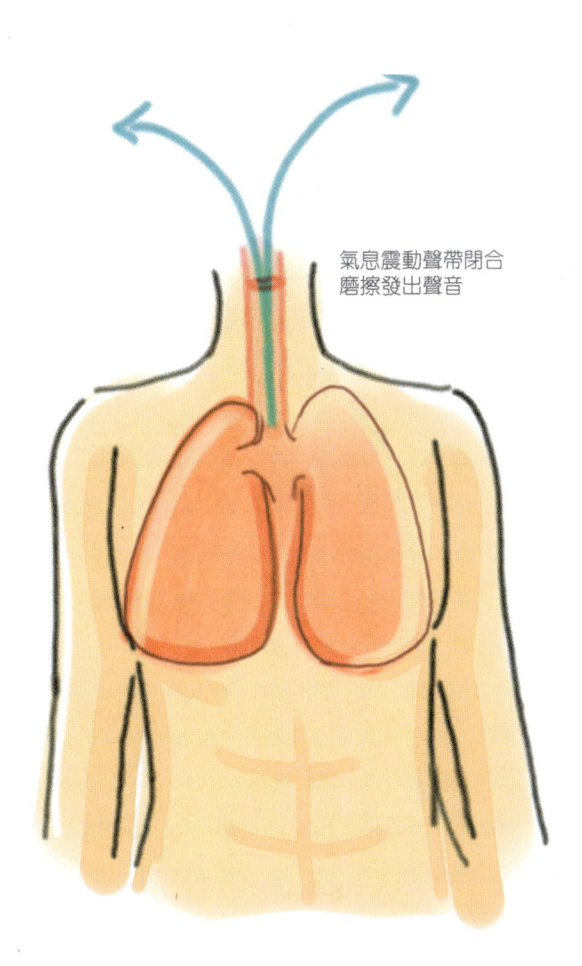

氣息震動聲帶閉合
磨擦發出聲音

(圖16)

人可以發出什麼聲音呢？大致有以下三種：

1. 真聲 — 平日說話及一般唱歌大都運用真聲，特別是中、低音區。
2. 假聲 — 假聲由聲帶邊緣振動而發出，音色空洞，不太結實。假聲屬於高音區，大多用來表達情緒和意境。當今很多流行歌，都需要靈活出色地運用假聲(例如R&B)。
3. 混合聲 — 除了能唱真聲及假聲，人還能把兩種聲線結合混用，這稱為混合聲或半假音。此種聲音結合真聲和假聲，音域較寬，在傳統戲曲、美聲唱法、民歌等早有應用，當今很多流行歌手也廣泛應用。

聲帶是非常珍貴及重要的器官，但很多人沒有或不懂得好好保護它。有人因高聲說話、拼命唱高音或玩樂時忘我大叫等，用聲過度造成聲帶受損，結果令聲音沙啞，更甚者會出現結繭、長息肉等問題。輕則需要休息吃藥，嚴重者更可能需要接受手術。對於一些必須經常說話的人，例如律師、教師或售貨員等來說，失聲更可能直接影響生計。

相信大家曾聽過不少職業歌手，因長期高密度、高強度地使用聲音，造成了聲帶病變，需要用不同的方法治療和休養。幸運

發聲法

者在痊癒後,可以重新掌握更有效率的發聲方法。不幸者將永遠失去唱出美妙歌聲的能力。

我們怎麼知道聲帶即將出現問題呢?萬一出現問題該怎樣護理它呢?緊記唱卡拉OK或長時間高聲說話等持續用聲時,一旦發現有點喉嚨痛或聲音沙啞,必須馬上停止高聲說話及唱歌,別再繼續操勞聲帶。多喝水,讓聲帶得以休息回復。

喉嚨痛大多源於兩個原因,一是上呼吸道染病的先兆,二是聲帶過勞。在正常運用聲帶的情況下,聲帶頂多只會感覺疲倦而不會疼痛。一旦出現喉嚨痛,已代表你的聲帶已經過勞,繼續使用有機會受傷,應馬上停止運用聲帶,直至回復正常為止。如發現聲線狀況持續未能改善,應立刻停止唱歌或任何過份用聲的活動,立即看醫生。

學習唱歌之前,先要學懂怎樣保護聲線。不受傷是持續享受唱歌的大前提!

> 唱歌之前,先要學懂怎樣保護聲線。不受傷是持續享受唱歌的大前提!

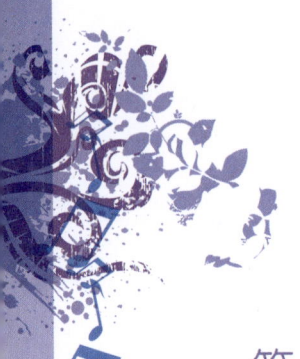

第十二章：現代流行歌唱演唱
　　　　　需要達到的聲音標準

每位歌手演唱時都有一位最佳拍檔，陪伴著歌手共同完成每一首觸動人心的歌曲，這位最佳拍檔就是咪高峰。歌聲能否達到標準，第一個重點就是它能否與咪高峰好好結合起來。

大部分聲樂的書籍或教學，只會談及聲音在單獨出現的情況，很少討論結合的效果。甚至有一些保守的聲樂家，仍然排斥使用咪高峰對於聲音的協助及擴大作用，認為發聲技巧應該獨立存在。但現在演唱流行歌曲決不會不使用咪高峰和音響設備。人的聲音即使受過嚴格訓練，能在室內劇院裡令上千人聽得清楚已經很不錯。但今天的戶外音樂活動，聽眾動輒過萬人，不使用音響設備根本無法應付。出色的歌手也會打算錄下自己的聲音流傳後世，或通過媒體或網絡等途徑傳播歌曲，這些都必須把人聲與音響設備和諧結合，才能達到最佳效果，所以討論發聲技巧時，把咪高峰撇除在外並不恰當。

發聲法

咪高峰是歌手演唱時的最佳拍檔,但怎樣與這位拍檔好好溝通良好,必須掌握一些技巧。你是否經常覺得自己的歌聲似乎傳不進咪高峰?曾否覺得錄下來的歌很難聽?有些歌手現場演唱挺好,但錄音時卻令錄音師非常頭痛?這不一定是咪高峰或音響器材出了問題,而是可能歌手還沒掌握結合咪高峰的專業用聲技巧。

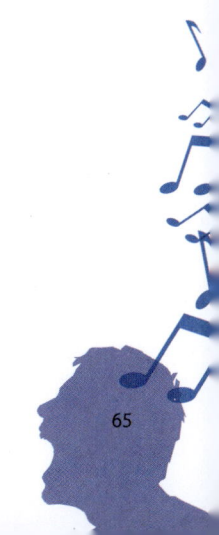

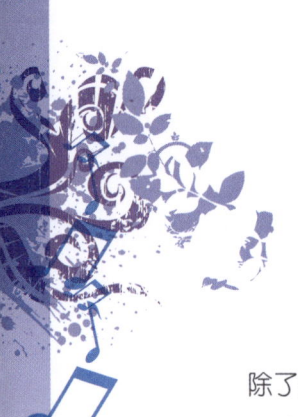

除了聲音要與咪高峰好好結合，我們演唱現今流行歌曲時，還要達到一定的聲音標準。

以往的流行歌普遍予人感覺水準較低，較易演繹，無可否認為了迎合普羅大眾，確有不少水平不足的流行音樂作品及歌手充斥市場。但我們仍然有為數不少的實力派歌手，以他們動人的聲音及出眾的歌藝，衝擊著我們的聽覺感官。這些最頂尖的歌手們，以出神入化的技巧及完美的聲音，贏得各地樂迷的喜愛與尊重。

不同年代的流行音樂，代表了不同時代的文化及價值觀。從前人們的生活簡單，對娛樂的要求不高，流行歌的音域普遍也較狹窄。今天的人對全球娛樂的知識非常豐富，因此欣賞流行曲時，無論對高音的掌握、假聲的運用、力量的收放、樂感與節奏感的要求等都大大提高了。流行音樂與傳統藝術歌曲的界線也日益模糊，流行歌曲的演唱技術也有了新的標準。

發聲法

作為一個當今出色的流行歌手，聲音的運用需達到以下八個技術標準：

能真能假，能高能低
能剛能柔，能收能放

「能真能假」— 唱歌除了能運用真聲以外，還需要運用假聲技巧。現今流行歌曲有許多部份，都需要大量假聲及靈巧的轉音技巧，光靠真聲唱歌而不能靈活運用假聲，無法應付某類型歌曲的演唱要求。

「能高能低」— 高音是一個實力派歌手的最重要指標之一。唱不出漂亮高音的歌手，無論音色多甜美、演繹多流暢、感情多豐富，但總會讓人覺得好像還欠一點什麼的感覺。以前的歌曲比較簡單，歌手只需要聲線動聽、感情豐富，便足以打動聽眾。但今天的樂迷對歌曲情緒的要求更加強烈，如果歌手能以凌厲的高音唱出激昂的情緒，將更能大大激盪聽眾的心靈。所以現今歌曲的音域越來越廣，高音越來越高，能唱出漂亮的高音絕對是實力派歌手的重要條件。

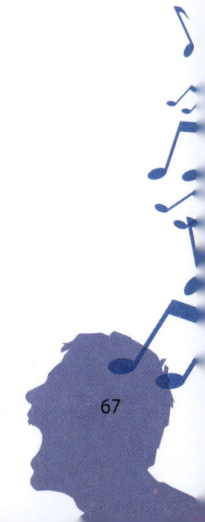

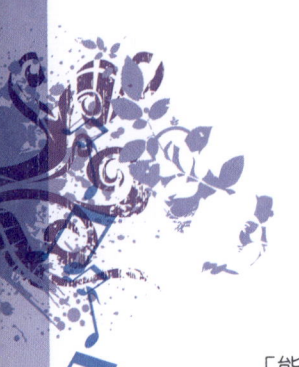

「能剛能柔，能收能放」— 何謂能剛能柔？如上所述，今天的歌曲種類繁多，有些慷慨激昂，充滿爆炸力，需要用"剛"的歌聲去唱；也有很多溫柔細膩、以溫婉去打動人心的流行曲，那些便需要用"柔"的歌聲去表達。實力派歌星都能唱出能剛能柔的歌聲，自然遊刃於這兩種曲風之間，"剛"的時候令人熱血湃澎，"柔"的時候又如和風輕拂，也因此他們可以唱好的歌曲風格便豐富得多。

能收能放 - 指歌聲需要蘊含極豐富的表達能力，唱出歌曲裏的細節。要做到這效果，聲音必須練得非常放鬆、富彈力和具靈活度，還要打開身體內不同的共鳴空間，這些共鳴空間能讓歌聲產生不同的語氣和感染力。即使同一首歌曲的不同段落，甚至在一句樂句裏，也有很多細緻的情感設計，若能好好掌握收放的技巧，用放鬆的身體演繹出聲音的細節，把一首歌曲唱得充滿立體感，便能讓聽眾有百聽不厭的感覺。

總結一句，現代優秀職業歌星的聲音標準，離不開通過日積月累的勤奮苦練後，改變身體發聲機制，最後讓聲音能做到剛柔並重，收放自如！

發聲法

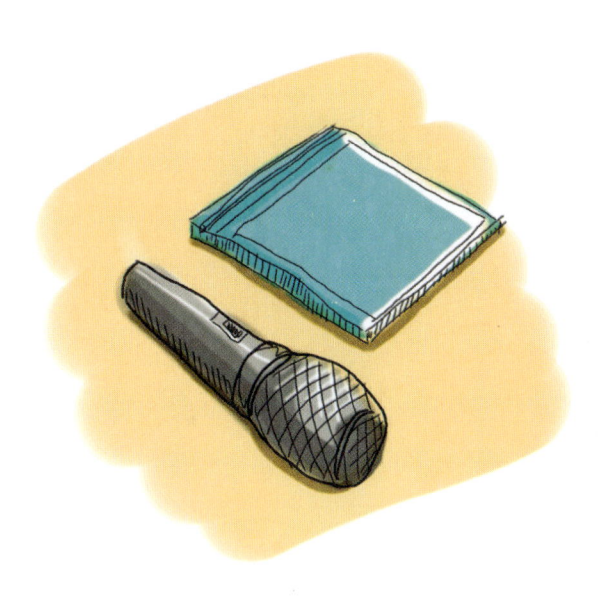

唱歌的聲音要求－與咪結合。
技術要求－「真假高低、剛柔收放」。

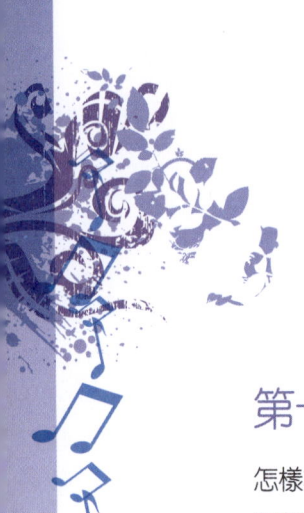

第十三章：集中的聲線

怎樣才能令我們聲音與咪高峰完美結合，並能達到「真假高低，剛柔收放」的技術標準？我們需要掌握一些專業的用聲技巧。

答案是 ……▶ 集中的聲線！

什麼是集中的聲線？集中的聲線是一種非常具質量的聲音，有響亮的、結實的、具穿透性的、靈巧的、有金屬般光澤等特性。

一個歌手如能運用集中的聲線唱歌，毋須多花氣力，聲音都會很容易被咪高峰清晰接收，從而輕鬆地唱出響亮的聲音。在錄音室裡，這種有質量的聲音很容易傳入咪高峰，音色漂亮，錄音師很容易進行調校工作，聲音的感染力及動聽程度亦大大提高。這全賴運用集中的聲線。

雖然集中的聲線是唱歌最重要的技巧，但很可惜這種技巧不是平常人天生能具備的，只有少數人可能由於自小模仿一些具有

發聲法

集中聲線歌手的唱腔,不用特別訓練便可掌握此技巧,但一般情況下,大部份人都沒有可能天生唱出集中的聲線。原因是這種技巧跟我們天生的發聲方法有矛盾,我們需要透過適當的訓練,才能把聲音進行大幅度的開發。

集中的聲線比較難以用文字解說明白,因為聲音是我們摸不著看不見的東西,瞭解這種感覺,首先我們嘗試想像聲音好像一條電線,電線是塑膠管包 銅絲,集中聲線的技巧就是要找出聲音中的銅絲。一般人唱歌的聲音,只是用真聲唱出一團生硬的聲音,聽起來好像一條實心的膠管,聲音裡沒有核心,演繹抒情歌聲時只能靠放輕聲音,聲音不夠幼細,激情演唱亦偏向大聲叫喊,相當吃力。至於真假聲的互換、半假音的運用更顯得相當牽強及無助。

一旦在聲音中找到我們所提及的核心(金屬線的感覺),聲音不會再像一條暗啞的膠管而已,而是具有結實的軸心及金屬般的光澤,聲線具穿透性,在演唱「真假高低,剛柔收放」等不同聲音要求時得心應手。更重要的是這種聲音

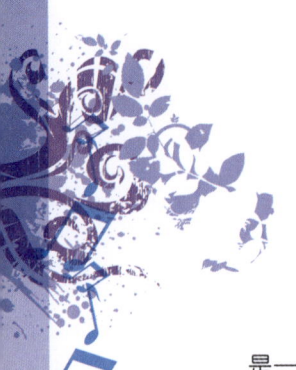

是一種非常容易被咪高峰接收的聲音，我們只需要輕輕鬆鬆，不用很花氣力便能唱出響亮及具質量的聲音，尤其在錄音室內使用敏感度高的電容咪高峰時效果更為明顯 (圖17)。

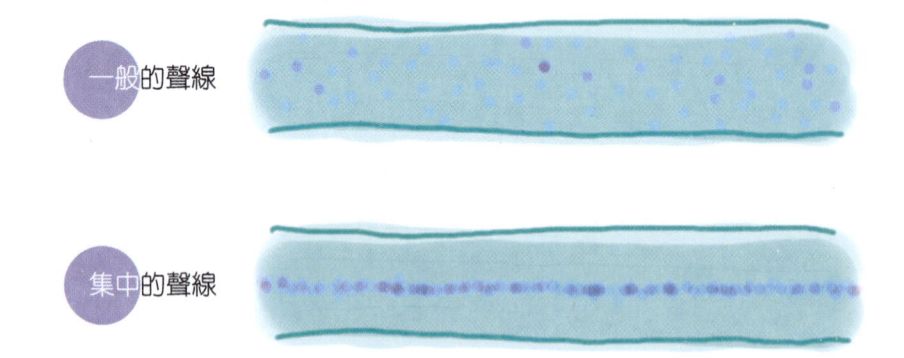

一般的聲線

集中的聲線

一般的聲線 / 集中的聲線　　　(圖17)

發聲法

發出集中聲線的發聲感覺跟天生的發聲感覺很不一樣。一般人唱高音時，聲帶是拉緊的，越高音拉得越緊，對聲帶的負擔很重，聲音亦不耐用。而運用集中聲線唱高音則相反，聲帶不單不會扯緊，反而是感覺向內壓縮，聚焦成一點，將一點的感覺連成一根線，便能發出集中的聲音了。由於這個狀態跟天生的發聲感覺完全相反，所以不懂得方法的人很難掌握。

練習一・集中聲線練習 1

[發聲練習-Track 1/11]

我們利用[集中聲線練習1]，嘗試把聲線的感覺找出來。我們合上嘴巴，放鬆下巴，如用鼻音發聲般輕輕地把音哼出來，感覺聲音好像一根線，由中音至低音再上高音。閉嘴發聲是一個比較容易找到聲線感覺的方法，也是開嗓的第一步 (圖18)。

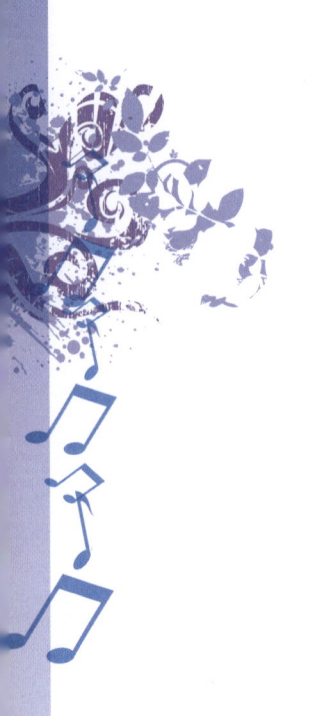

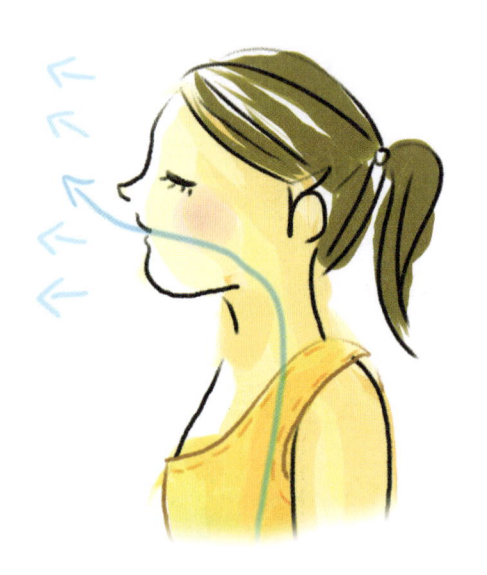

[集中聲線練習 1] 的聲線感覺　　　　　　(圖18)

要唱出集中的聲線，我們要嘗試感覺聲音好像水管出水一樣，平常的聲線只是放鬆任由水柱從水管內正常流出，但唱集中的聲線時要感覺像把水管收窄，像把水柱從水管激射出來般地壓縮聲音。尤其唱高音的時候，千萬不要拉緊聲帶，而要把聲線壓縮再壓縮，甚至唱到某些高音時聲音出現沙沙的感覺，自我感覺甚至有些不自然，但此時千萬不要放棄，繼續加強壓縮聚焦聲音，便可唱出集中的聲線了(圖19)。

發聲法

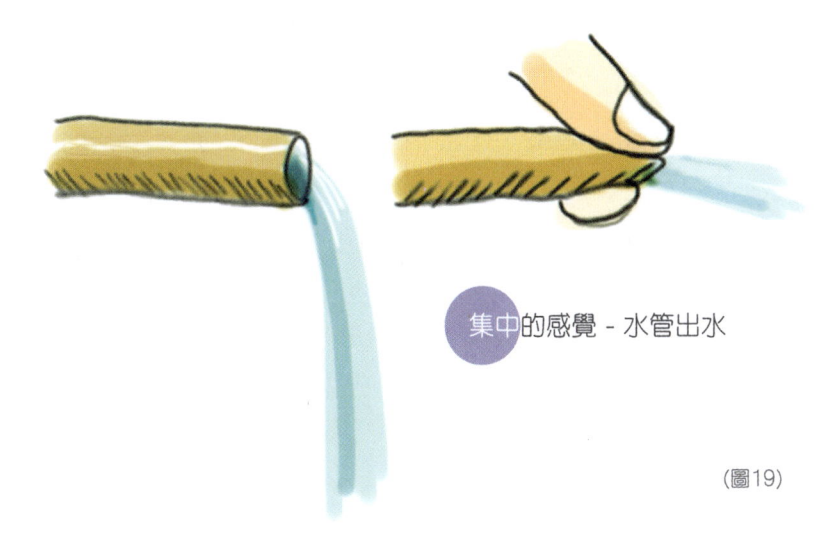

集中的感覺 - 水管出水

(圖19)

一般人聆聽專業歌手演唱時,很容易會被他/她們響亮及結實的聲音所誤導,以為要同樣地唱出響亮的聲音,是需要再加大氣力把聲音喊上去,但原來歌手自己的主觀感覺可能跟我們相像的剛剛相反。用集中的聲線的方法,把聲音高度壓縮與聚焦起來,才可唱出響亮的、結實的、具穿透性的、靈巧的、有金屬般光澤的聲音。

唱歌最重要的技巧 — 集中的聲線!

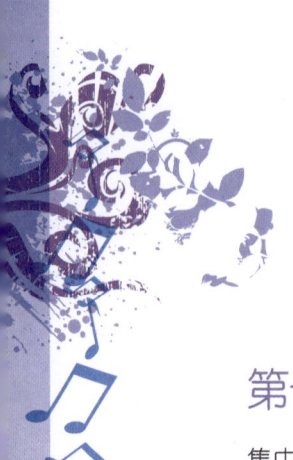

第十四章：海豚音的秘訣！

集中的聲線是怎樣形成的？聲帶唱出集中聲音時，跟天生用聲有什麼不同？

發出集中的聲音跟一般發聲，聲帶的運用極之不同。一般人發出真聲時，聲帶會整體振動，聲音像實心木頭般十分實在。唱高音時拉緊全部兩片聲帶，比較吃力，如要持續唱高音，聲帶更容易感覺疲勞。發假聲時則會放鬆聲帶，聲音比較空洞，感覺像空箱子一樣。

但使用集中的聲線唱歌時，聲帶既不是全部振動，亦不是完全放鬆。集中的聲線是靠振動聲帶的部份邊緣來發聲，及放鬆不需要用的部份 (圖20)。唱高音時，聲帶會向內壓縮而不是拉緊，這與天生的用聲方法剛好相反。歌手演唱時，會感到集中的聲線是介乎真聲與假聲之間的 (圖21)。

試想想，以聲帶整體唱出高音容易，還是以聲帶邊緣唱出高音容易？以聲帶整體唱歌靈巧，還是以聲帶邊緣唱歌靈巧？以聲帶整體唱歌省氣力，還是以聲帶邊緣唱歌省氣力？答案當然是後者了！

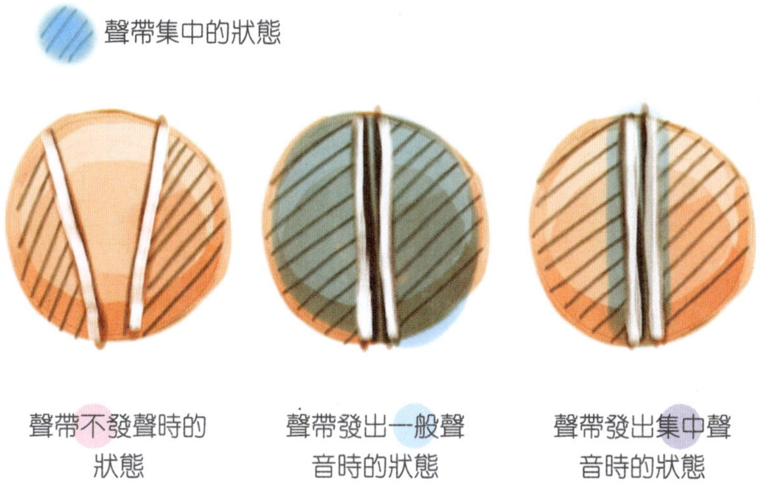

發聲法

聲帶集中的狀態

聲帶不發聲時的狀態　　聲帶發出一般聲音時的狀態　　聲帶發出集中聲音時的狀態

(圖20)

一般人唱高音時，大都把聲帶整體拉緊，並加大氣息來把高音喊出來，這時候聲帶的負擔較重，當持續地要唱出高音時，聲帶容易因為過勞而不能持久。除此以外，使用全部聲帶也讓歌手較難放輕聲唱歌，有些歌手用力衝高音還可以，但要唱出輕輕的高音便馬上應付不來，更不要說處理半假音了。所以有些歌手聲音能放不能收、能剛不能柔。集中的聲線只需要振動聲帶邊緣，把聲帶邊緣拉緊變薄來唱高音，這

假聲

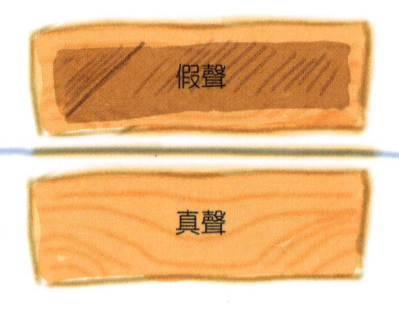

聲線

真聲

集中的聲線介乎真聲與假聲之間　　　　　(圖21)

樣會容易得多，即使要唱出輕輕的高音，或處理假音、半假音等也不是問題。掌握這種技巧，自然可以輕鬆唱出「真假高低，剛柔收放」的技術要求。

當技巧日益成熟，每當要演唱高音時，只需要把聲帶邊緣盡量壓縮，便可以持久及輕鬆地唱出越來越高的聲音，甚至可以唱出超出某一極限的高音，就是俗稱的「海豚音」。「海豚音」，是dolphin-sounding vocal的直譯詞，代表一些歌手能唱出超乎常人的高音，而這些高音甚至接近海豚發出的高頻聲音，這是一般人用天然發聲方法很難達到的。透過嚴格的集中聲線訓練，把聲帶的邊緣高度地壓縮變薄，是唱出「海豚音」的重要秘訣！

發聲法

練習七・集中聲線練習2

[發聲練習 - Track 7/17]

我們利用[集中聲線練習2]，訓練集中的聲線及擴闊音域，由中音下行低音再唱上高音，整個練習音域包含四個八度。如初期唱不來不要勉強，唱自己能唱的最高音便可以了。記錄下自己不同時期的最高音以監測音域提高的進度。留意由低音唱上高音時，要感覺逐漸壓縮聲音，越高音聲線被壓縮得越細，甚至在感覺極限時再堅持下去，便可逐漸把高音鍛鍊出來。透過此技巧，我們更可順利過渡真假聲區，唱出具質量的聲線。

所以若說唱歌有秘訣，那集中聲線的發聲技巧，可說是唱歌其中一個最重要的秘訣！

集中的聲線－海豚音的秘訣！

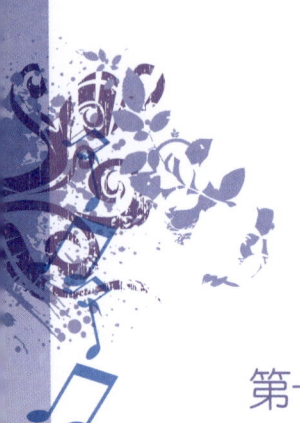

第十五章：喉頭的位置

有一件事會同時影響呼吸、發聲與共鳴的質量，那就是喉頭的位置了。

如果要成為第一流的歌手，喉頭不單要放鬆、沉下，更需要"甩開"。

如果喉頭沒有"甩開"，那麼發聲仍會緊張，不夠鬆動；共鳴的管道也會因為空間不足而不能釋放最通透的音色；當發聲及共鳴不暢順時，我們運用呼吸的方式也無法好好協調。

如何"甩開"喉頭是一件十分艱鉅的事情，因為由於"內耳感覺"的影響，我們自小唱歌或說話時，都不斷訓練自己擠壓著喉嚨，因為擠壓的喉頭讓我們能清楚聽到自己的聲音。另外，廣東話的發聲語調亦是比較平及壓低喉嚨，加重擠壓喉嚨，英語及國語的發聲問題相對沒那麼嚴重。

發聲法

發聲練習
https://drive.google.com/drive/folders/1nNg2Olq6JJRBM4Y0JLEm5lHuPLfvzkSr?usp=share_link

什麼是共鳴？

人體能產生什麼共鳴？

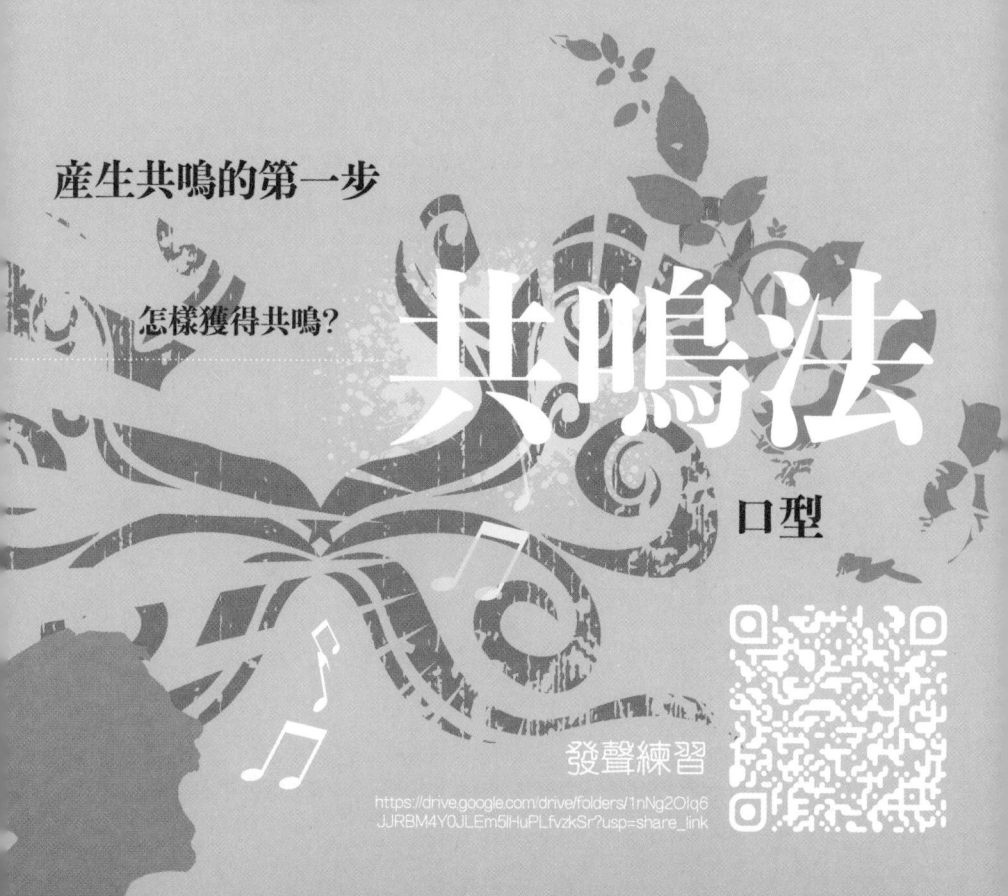

產生共鳴的第一步

怎樣獲得共鳴？

共鳴法

口型

發聲練習

https://drive.google.com/drive/folders/1nNg2Olq6JJRBM4Y0JLEm5lHuPLfvzkSr?usp=share_link

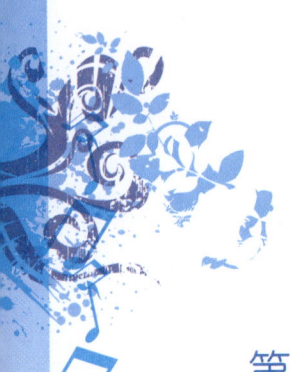

第十六章：什麼是共鳴？

討論完呼吸法及發聲法後，我們需要學習用聲基本功的最後一個環節 ⋯⋯▶ 共鳴。什麼是共鳴？我們討論的共鳴並非指聽眾對歌曲或歌聲產生的共鳴感覺，而是另一種非常重要的聲樂技巧。

原始的發聲是呼出氣息通過聲門，然後產生振動，音量比較微弱，質量相對比較單薄，感覺不太飽滿及圓潤。幸好我們身體裡有大大小小不同的空間，可以引起聲音共鳴，我們稱為「共鳴腔」。原始聲音經共鳴腔引起的共鳴效果修飾後，會被擴大和美化，成為更明亮、圓潤、飽滿的聲音。透過使用不同的共鳴腔體，來美化聲音的方法，就是共鳴法。

小提琴是最接近人發出聲音的樂器，琴弓壓在琴弦上，摩擦發出聲音，這是最基本的聲音，稱為基音，音質不夠明亮圓潤。而小提琴最重要的結構是琴身的木箱，稱為「共鳴箱」。單薄的基音在「共鳴箱」內來回激盪產生共鳴，從而透出音色明亮、音質飽滿的琴音。小提琴的「共鳴箱」並非一塊實心木頭，若裡面沒有中空，根本無法產生足夠的共鳴。同一道理，我們的氣息等於琴弓，聲帶等於琴弦。發聲時空氣經過聲帶，

共鳴法

摩擦產生聲音,就如琴弓拉過琴弦,摩擦發出聲音。我們的身體內也有許多能產生共鳴的空間,稱為「共鳴腔」,猶如小提琴的「共鳴箱」,可以產生不同的共鳴效果。有效運用共鳴的技巧,能把我們的聲音擴大、美化、釋放及改善。

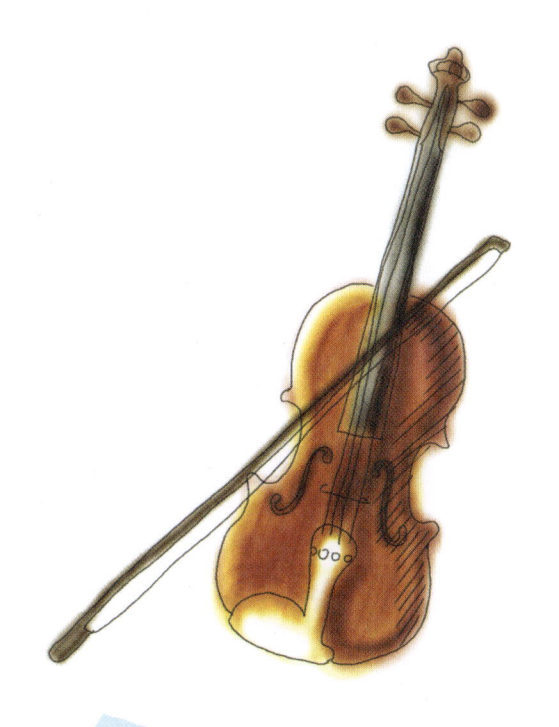

共鳴—擴大、美化、釋放及改善聲音。

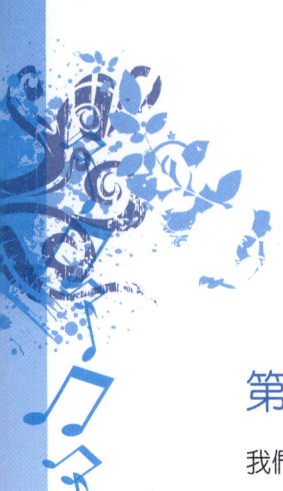

第十七章: 人體能產生什麼共鳴？

我們身體內的不同腔體、空隙甚至肌肉骨骼都可以發生共鳴。就如我們把音叉放在任何物件上，例如木片，甚至是布包的木片，都可以產生共鳴，都有擴大、美化、釋放及改善聲音的作用。

身體內有些能產生共鳴的空間，我們稱為"共鳴腔體"，是我們主要引起共鳴的區域，大致可以歸納為以下幾個部份 (圖23)。

- 腹腔
- 胸腔
- 喉腔
- 咽腔
- 口腔
- 鼻腔
- 額頭(蝶竇)
- 頭腔
- 顱腔

共鳴法

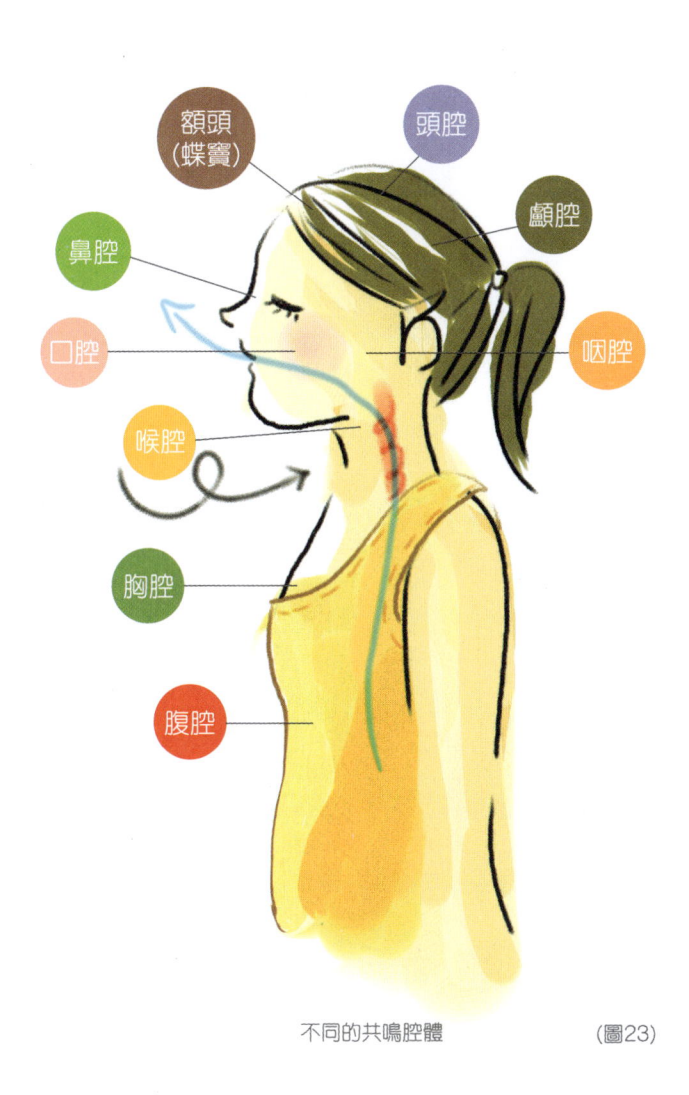

額頭（蝶竇）
頭腔
鼻腔
顱腔
口腔
咽腔
喉腔
胸腔
腹腔

不同的共鳴腔體　　　　　（圖23）

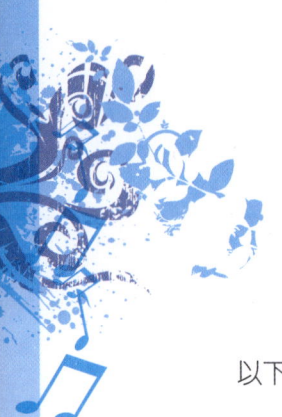

以下進一步解釋各種共鳴的分別。

胸腹腔共鳴
腹腔和胸腔是低音區主要的共鳴腔體。我們發出的聲音通過骨骼和肌肉組織傳遞，使胸腹之間的空間產生振動，加強聲音的厚度與深度。這部份共鳴腔體較大，共鳴的音色渾厚、深沉、力度較強。許多嗓音低沉厚重的人都會不自覺地運用了胸腹腔共鳴。

口、咽、喉腔共鳴
口腔、咽腔和喉腔是中低音區主要的共鳴腔體，亦是人聲最主要的共鳴腔體。透過調節舌頭位置的高低、下巴的鬆緊、咬字吐字的口型、唇齒的力量、口腔內的空間大小等動作，都會直接影響聲音的質量。很多人不論唱歌甚至說話時都不常打開口腔，這樣會大大影響聲音的效果。

鼻腔共鳴
鼻腔與額頭(蝶竇)是中高音區主要的共鳴腔體。發聲時感覺是靠前的，像把聲音放在臉上一樣，這樣聲音便很容易被放送出去。但我們必須注意鼻腔共鳴跟鼻音的分別，鼻腔是在鼻的後

共鳴法

面,運用鼻腔共鳴時,聲音明亮而舒展。如果用錯了鼻音,則聲音只是從鼻孔中哼出來,聲音便會顯得晦暗,如感冒時鼻塞的聲音般難聽。怎樣知道自己用錯了鼻音而不是鼻腔?試試以鼻腔共鳴發聲時,用手捏住鼻子,如果用對鼻腔共鳴仍能發出聲音,若錯用了鼻音便無法發聲。

頭腔共鳴

高音區的共鳴腔體主要是頭腔及顱腔,是一種高位置的聲音,傳統聲樂稱為"頭聲"。一般人唱高音時,如果不能把聲音放在一個高位置唱出來,很容易變成壓著喉嚨叫嚷一樣,聲音很吵耳,不單唱歌時很吃力,也難以把一些需要力量及開揚的高音延長。若能使用高位置的共鳴,聲音開闊嘹亮,高音宏亮而致遠,這是每一個歌手都應該掌握的方法。

人體主要由各大小不同腔體產生共鳴。

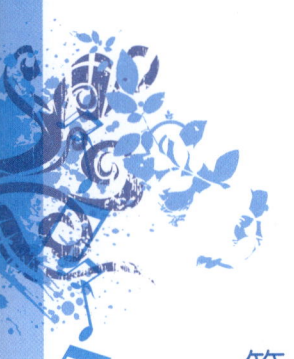

第十八章: 產生共鳴的第一步

我們要把身體共鳴的效果帶動起來,第一步的技巧是要
⋯⋯▶ 打開喉嚨!

喉嚨包括喉、口及咽腔,這個部份上接頭腔、下接胸腔,形成一個貫通共鳴的重要樞紐,亦是人聲最基本的共鳴部位。除此以外,我們唱歌時的語言、咬字、吐字等亦在這裡完成。我們能否打開喉口咽腔,對於共鳴的產生、聲音的質量、吐字的清晰準確、語言的運用自如等都非常關鍵。

「打開喉嚨」是甚麼感覺?就像疲倦打呵欠、張開喉嚨那樣,或喝水時張開喉嚨,讓水流進食道的感覺,唱歌時必須經常保持這個狀態。很多人唱歌時只張開嘴巴的前半部份,以誇張的口型來咬字,這樣不但讓人感覺生硬,更達不到「打開喉嚨」的目的。「打開喉嚨」不但要打開嘴巴的前半部份、更要打開嘴巴的後半部份,更重要是,把嘴巴後半部份的上下顎都盡量打開。在唱歌的過程中,口腔要長期保持半打呵欠的狀態是非常累的事,但亦是作為歌手一定要做到。記著口腔疲累沒有關係,因為這代表它分擔了聲帶的負荷,休息一下便很快便能恢復。相反,如果口腔不累,累的必定是聲帶。

共鳴法

咽喉腔(包括口咽腔、喉咽腔、鼻咽腔、喉腔)位於聲帶氣管以上，鼻腔以下。在充份「打開喉嚨」的狀態下，咽喉腔會大幅度打開，在口腔後半部形成哨子般的管道，我們稱為「發音共鳴管」(圖24)。隨著我們伸縮肌肉、調節喉嚨高低和口腔力量等，這根「發音共鳴管」，會形成不同的長度與寬度。

普通的發音比較單薄，音量較小，我們透過打開喉嚨，把口腔後半部份調節成為「發音共鳴管」，通過共鳴管產生的聲音，音色會更加明亮飽滿。就如吹響單簧管，簧片是聲帶，單簧管身是「發音共鳴管」。經過長期的訓練後，做到自如地調節這「發音共鳴管」可被我們自如地調節，唱低音時變得較短較粗，唱高音時則變成較長較幼，讓我們可以更有效地發出更漂亮的音色(圖25)。

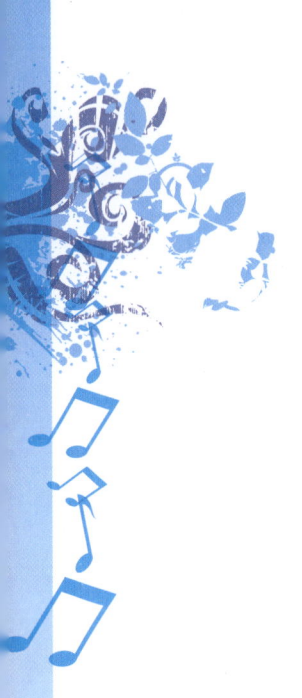

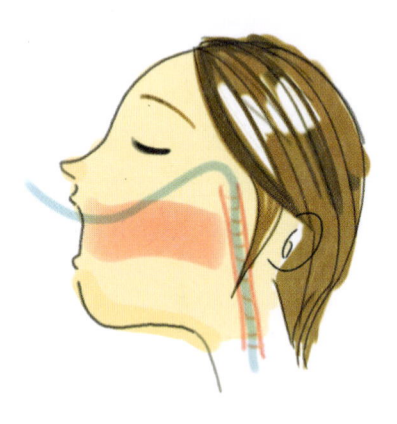

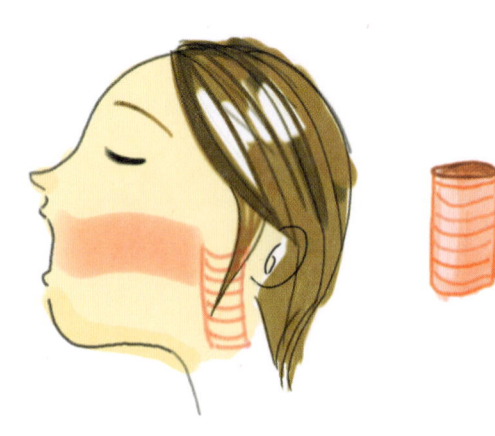

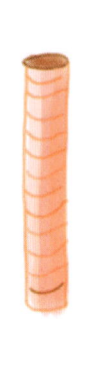

發音共鳴管 (圖24)

「發音共鳴管」低音時較短較粗，高音時較長較幼 (圖25)

共鳴法

唱歌的時候，下巴及頸部應盡量放鬆，舌頭平放在口腔的底部，利用穩定的氣息支持，振動聲帶發出聲音。這時候，我們需要充分打開喉嚨，把口腔保持半打哈欠的狀態，喉頭要盡量放下，不要有緊張的感覺。「打開喉嚨」不單是打開口腔的前半部份，更要打開口腔的後半部份。喉嚨打開得越大，聲音越能無障礙地通過，經過「發音共鳴管」，便可以產生良好的共鳴。

打開喉嚨後，我們整個頜關節(牙骹)、口腔、嘴唇、牙齒等部份，需要用力來演唱，才能把咬字及吐字處理好。這種整體口腔的力量，稱為「唇齒力」。「唇齒力」除了幫助我們處理咬字吐字外，亦協助調節「發音共鳴管」的變化。

要一直保持「打開喉嚨」及使用十足的「唇齒力」來演唱，會令歌手的口腔十分疲勞，最初必定很不習慣，但這是演唱時一定要持續保持的狀態。口腔疲勞，代表分擔了唱歌時聲帶的負荷，減慢聲帶過勞的發生，令歌手可以長時間地演唱，因此很多優秀的歌手演唱時，口腔都是十分有力的。

打開喉嚨—形成「發音共鳴管」。

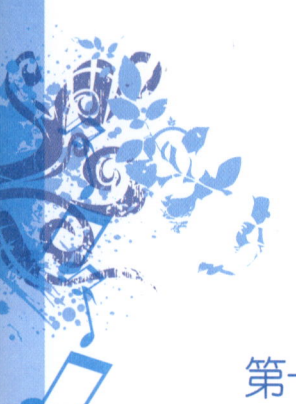

第十九章: 怎樣獲得共鳴？

打開喉嚨後，我們須掌握「聲音位置」的技巧，把身體的不同部份的共鳴帶動起來。「聲音位置」是嘗試感覺聲音彷彿不是從喉嚨發出來，而是從身上其他不同位置發出來。掌握好「聲音位置」的技巧，可以帶動起不同的共鳴效果。「聲音位置」實質上就是對共鳴腔體的調節、變換和配合的能力。

大家可以做一個有趣的實驗，試唱一個音或一句歌詞，嘗試感覺聲音不是在喉嚨發出，而是從身體其他部位發出，例如從頸部、口腔、鼻尖、眉心、頭頂等不同位置發聲。你會發覺即使唱出相同的音，從不同位置唱出來的聲音，無論音色及質量都會明顯不同。

演唱不同聲部時，「聲音位置」的感覺也會不同。低音時位置較低，高音時位置會逐漸向高處移動，感覺聲音好像從臉上甚至頭上發放出來一樣，傳統聲樂稱這種高位置共鳴的高音為"頭聲"。唱極高音時甚至感覺聲音猶如從後腦發出來一樣(圖26)，不同的音高下會有不同的「聲音位置」感覺。

共鳴法

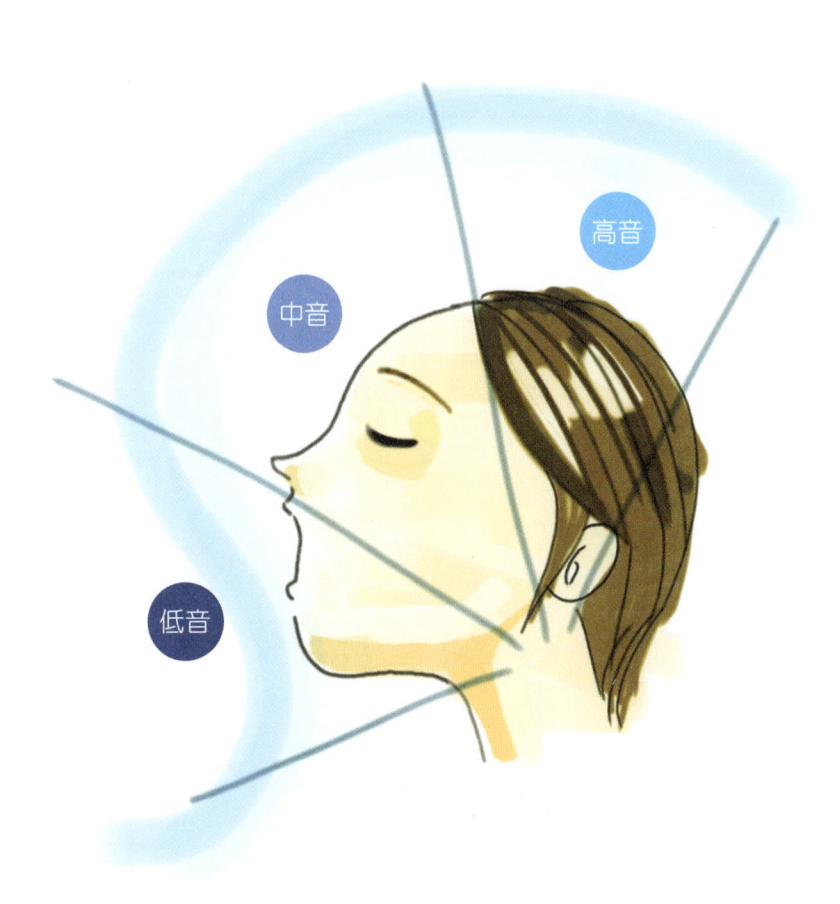

共鳴的聲音位置　　　　　　　　(圖26)

95

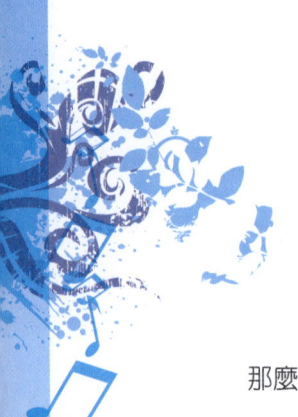

那麼唱歌最重要的發聲位置是甚麼？

‥‥‥▶ 答案是:「靠前及靠高」!

靠前 ─ 一般人唱歌時，聲音彷彿困在喉嚨處，加大音量時，喉頭更因過度用力而令聲音變得生硬吵耳。解決的方法是以「靠前」的感覺把聲音釋放出來。唱歌時盡量把聲音感覺靠前，好像放在臉上一樣，如嘆氣般把聲音向前送出。這時候要面帶微笑，很多出色的歌手唱歌時都有微笑的口型，因為微笑的口型能提起笑肌，透過鼻腔產生共鳴，這樣聲音便能十分輕鬆地向前唱出而沒有任何阻擋。能把聲音感覺「靠前」，以往唱歌聲音經常好像困在喉嚨的感覺將會一掃而空。

唱歌時要做到把聲音「靠前」，有兩個重要的口型，就是 "e" 及 "o" 口型，我們透過唱 "喵" 及 "姑" 音(國粵語同音)把聲音「靠前」的感覺鍛鍊出來。

共鳴法

練習二・靠前共鳴練習 1

[發聲練習 - Track 2/12]

我們利用[發聲練習]練習二,唱 "喵" 音(國粵語同音),由中音下行低音再唱上高音。練習時留意聲音盡量靠前,感覺好像由臉上送出來一樣。唱的時候不一定需要清楚聽到自己的聲音,朦朧隱約聽見便可。感覺好像嘆氣或聞到花香一樣,越高音時聲音位置越前及越高,發聲盡量不要墮到喉嚨上(圖27)。

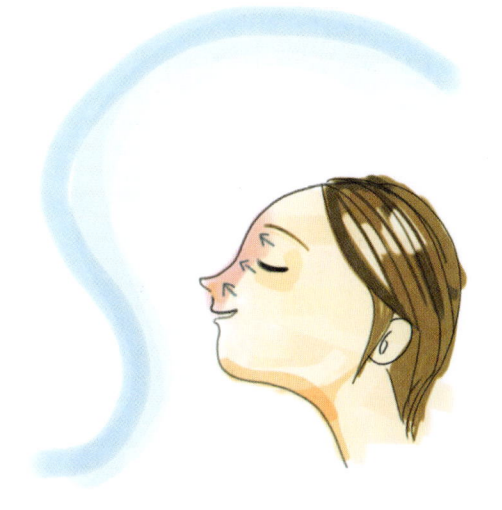

[靠前共鳴練習1]的位置感覺　　　　(圖27)

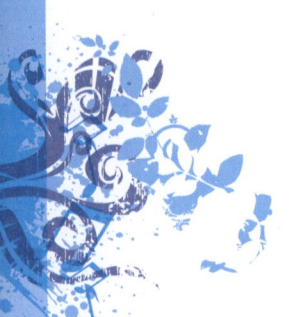

練習八・靠前共鳴練習2

[發聲練習 -Track 8/18]

我們利用[發聲練習]練習八,唱"姑"音(國粵語同音),由中音下行低音再唱上高音。練習時留意喉嚨完全放鬆,絲毫不要用力。以口腔力量造成空間,好像吹喇叭般把"姑"音唱響。發聲盡量靠前及靠高,盡量不要令聲音墮到喉嚨上 (圖28)。

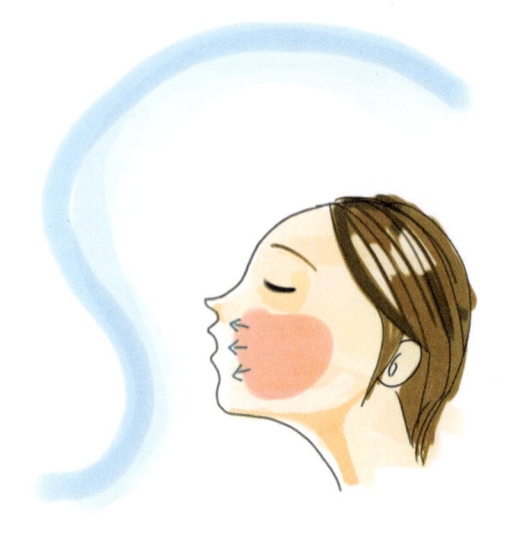

[靠前共鳴練習2] 的位置感覺　　　　(圖28)

共鳴法

「高位置」是演唱高音時運用的技巧。平日我們很少會使用高音說話,但唱歌則經常使用高音,很多不懂唱歌或初學者都會遇上唱高音的問題,大都卡住喉嚨唱不上,即使能唱上去,也無法把高音穩定地拉長。這時候運用「高位置」的感覺,可把高音穩定及嘹亮地唱出來。

唱高音時聲音的感覺像在頭頂向高處穿出去,好像在呼喚遠處的朋友,聲音不是叫出來,而是感覺好像"拋"出去一樣。一旦做到這「高位置」的感覺,高音便會開闊明亮,更可穩定地把高音控制拉長而不會僵硬。

練習九・高位置共鳴練習

[發聲練習 -Track 9/19]

我們利用[發聲練習]練習九,這練習有四個步驟:
1. 合口唱"唔"音(國粵語同音)。用微笑般的口型,聲音好像用鼻音哼出來一樣,聲音位置盡量放高。閉嘴哼唱是一個比較容易找到高位置的方法。

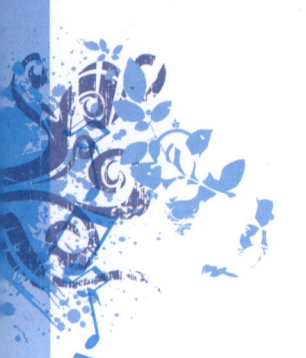

2. 保持閉嘴時的高位置，開口唱"麻"音(國粵語同音)。這時候切記留意聲音要保持唱"唔"音時的高位置，不要墮到喉嚨上。

3. 繼續保持之前的高位置，唱"啊"音(國粵語同音)，並且同時唱高八度。這時候不要追求音量，最重要保持聲音位置的穩定，一旦發覺聲音在此時墮到了喉嚨，便要停下來重新練習，否則很容易造成喉頭過度負擔。

4. 繼續保持高位置，唱"啊"音(國粵語同音)，並且同時唱下八度。這時候要繼續穩定保持之前的聲音位置，由高音唱下低音。不要因為低音令聲音位置有所改變。

要做好[高位置共鳴練習]，需要將喉嚨保持在充份打開狀態(圖29)。

共鳴法

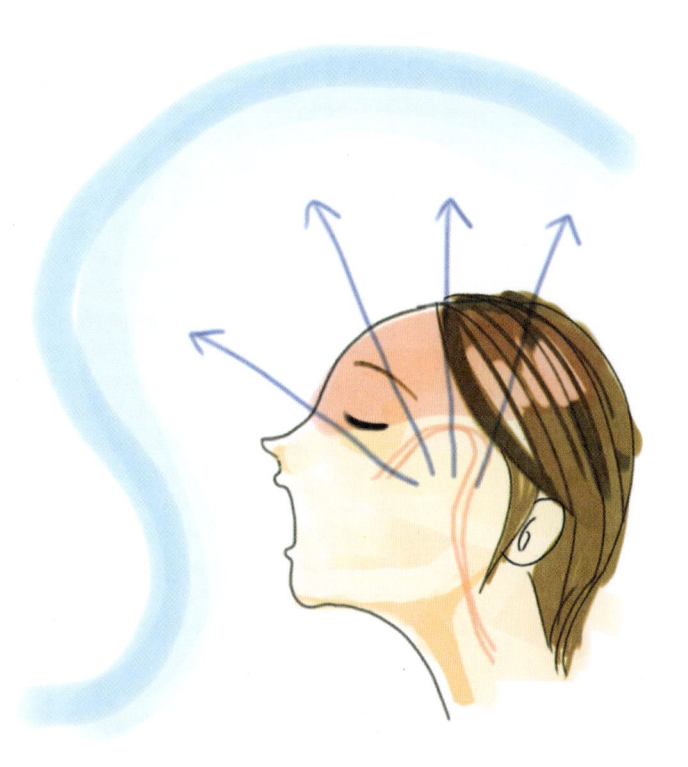

[高位置共鳴] 的位置感覺　　　　　（圖29）

♪ 聲音共鳴位置 — 靠前及靠高。

第二十章：口型

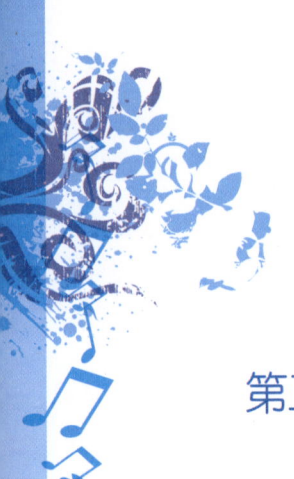

如果要成為一個第一流的歌手，喉頭不單要放鬆、沉下，更需要"甩開"。

如果喉頭沒有"甩開"，那麼發聲仍會緊張，不夠鬆動；共鳴的管道亦會因為空間不足而不能釋放最通透的音色；當發聲及共鳴不暢順的時候，我們運用呼吸的方式亦會協調得不理想。

如何"甩開"喉頭，是一件十分艱鉅的事情，因為由於我們"內耳感覺"的影響，我們自少在唱歌及每一天的說話裡，都不斷訓練自己擠壓著喉嚨，因為擠壓的喉頭令我們聽得清楚自己的聲音。另外，廣東話的發聲語調亦是比較平及壓低在喉嚨的，令擠壓喉嚨這件事更加百上加斤，英語及國語的發聲問題相對沒那麼嚴重。

共鳴法

發聲練習
https://drive.google.com/drive/folders/1nNg2Olq6JJRBM4Y0JLEm5lHuPLfvzkSr?usp=share_link

總結

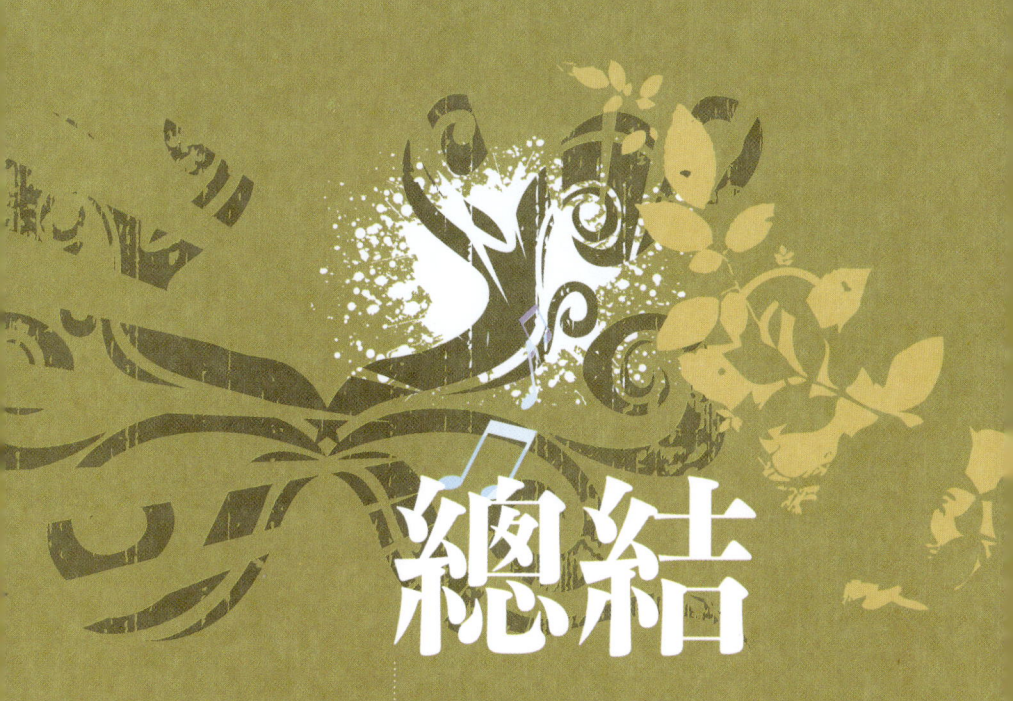

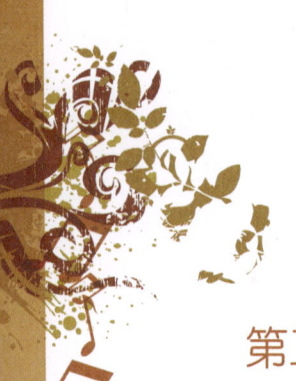

第二十一章：總結

我們在本書中，討論了關於唱歌聲音運用的基本功，其理論及訓練方法。唱歌用聲的基本功主要包括三個部份：呼吸、發聲及共鳴。

懂得歌唱理論後，有否簡單的標準可把所有技巧總結起來？如此唱歌時只需要做好一些最簡單及必須的步驟，便能輕鬆及有效地運用聲音，答案是可以的！

總結歌唱用聲技巧，必須做到這三個基本要求是：
呼吸 ………▶ 腹式呼吸，發聲 ………▶ 集中的聲線，共鳴 ………▶ 打開喉嚨 (圖30)，這三項要求是每個歌手唱歌時一定要做到的。

我們唱歌時必須不斷留意有否做好這三項標準 — 腹式呼吸、集中的聲線及打開喉嚨，當感到聲音不暢順時，檢查一下沒達到哪一項要求，然後糾正自己，這樣便可以輕鬆地逐漸調整至最佳的唱歌狀態。隨著歌唱能力的日漸熟練及提高，以上技巧會越來越容易掌握，放聲高歌便不再是一件難事了。

總結

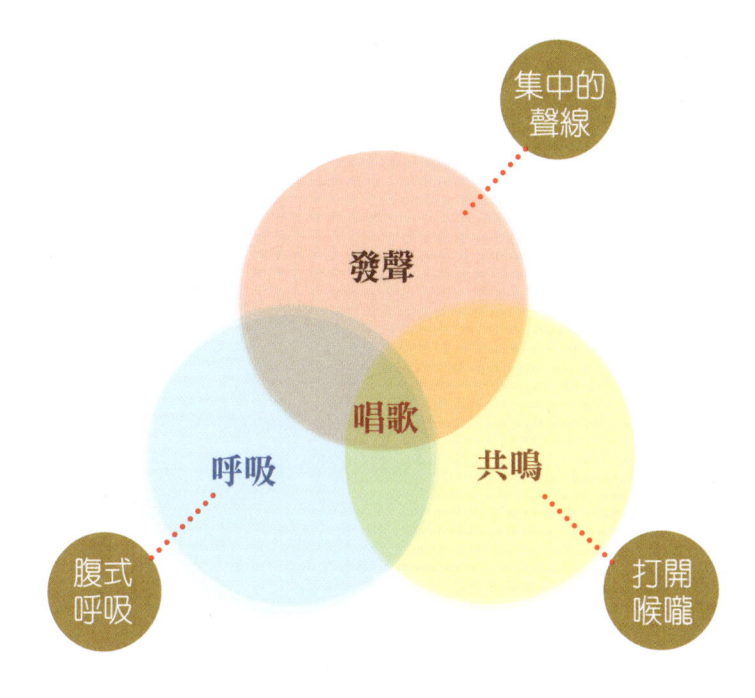

用聲基本功 – 呼吸、發聲、共鳴　　　　(圖30)

這三項用聲基本功,在學習次序、困難度與演唱技巧方面都有不同優次。

學習次序:呼吸、發聲、共鳴
— 先學習呼吸及氣息支持,再瞭解如何發聲及產生共鳴,這是學習唱歌時比較容易理解的次序。

重要/困難次序:發聲、共鳴、呼吸
— 鍛鍊技巧時,掌握集中聲線的技巧是最困難,但亦是最重要的。其次困難的是打開喉嚨及共鳴的處理,呼吸法相對上最容易學會。

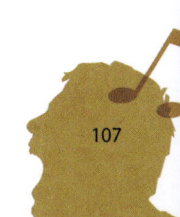

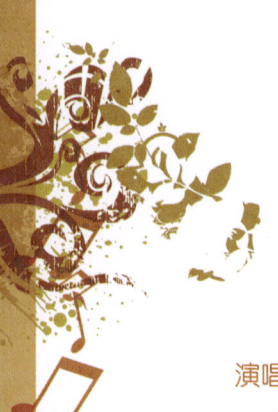

演唱/開嗓次序：發聲、呼吸、共鳴

― 唱前的開嗓次序，我們首先要打開喉嚨，然後把集中的聲線唱出來，把氣息的支持調整好，最後才利用聲音位置的感覺產生不同的共鳴。

必須注意唱歌時，呼吸、發聲和共鳴一定是同時產生作用的，不會只有一、二項發生作用而沒有其他。我們需要把每種技巧分別練習，掌握純熟，但唱歌時則要把它們結合起來一起運用，更要把所有技巧，逐漸鍛鍊成為自然而然的習慣。

當然，專業歌唱除了基礎用聲技巧，還有其他重要範疇，包括歌曲演繹及舞台表演。歌曲演繹包括有個人風格、咬字、樂感、語氣、節奏、層次、和音等，而舞台表演除了台風，還有服裝、談吐、壓力處理、現場氣氛處理等不同要求，我們希望將來會在其他書籍進一步解說。但無論如何，掌握良好的基本功，可令其他一切都變得輕而易舉。良好基本功令你輕易唱出不同風格的歌曲，同時仍有餘暇顧及其他表演部分。

大家可以利用我們精心設計的歌唱聲音訓練工具 ― [網上發聲練習]來持續訓練聲音，把專業的用聲技巧鍛鍊出來。

總結

娛樂表演行業是一個很特別的行業，當中五光十色，令人目眩亦充滿神秘感，對很多人來說感覺十分吸引及嚮往，璀璨的幕前影像往往令人覺得名成利就是十分容易的事。但憑我們多年來的台前幕後的經驗，真正能在台上站穩的歌手，無不付出過人的努力及奮鬥，才能換取輝煌的成就，成功絕非僥倖。希望無論是業餘愛好者或有志投身娛樂行業的朋友，都能認真戒絕一步登天或走捷徑的心態，腳踏實地打穩良好的根基，才是最紮實及長遠的方法。

切記:
想唱歌但完全沒有天份 — 不成!
有天份但沒有適當方法 — 不成!
懂良好方法但不加以實踐掌握 — 不成!
有實踐但沒有持續鍛鍊至純熟掌握 — 不成!

祝大家早日隨心所欲地放聲高歌!

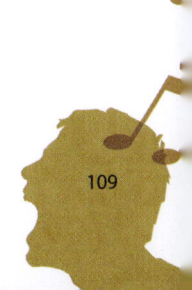

> 打穩良好的歌唱基本功，才是最紮實及長遠的方法。

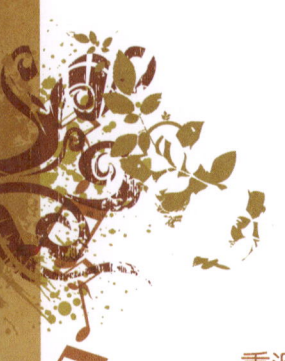

重溫本書各章重點：

1. 唱歌是以人的聲音作為演出工具，將不同歌曲的內容及感情演繹出來。

2. 唱歌進步最快的方法 ─ 掌握如何運用自己聲音的基本技巧！

3. 歌唱基本功的三大元素 ─ 呼吸、發聲和共鳴。

4. 唱歌要滿足別人的聽覺，而不是滿足自己的聽覺。

5. 堅持鍛鍊讓你唱出職業的聲音！

6. 唱歌第一步是要掌握良好的呼吸方法。

7. 良好呼吸法的第一步 ─ 腹式呼吸。

8. 唱歌需要流動而不是僵化的氣息，唱歌用力，呼吸放鬆。

9. 三個階段的呼吸練習，鍛鍊出氣息的耐力。

10. 良好的呼吸法帶來兩大重要的氣息支持力量 ─ 耐力及韌力。

11. 唱歌之前，先要學懂怎樣保護聲線。不受傷是持續享受唱歌的大前提！

總結

12. 聲音是鍛練出來的!持之以恆的鍛鍊可以讓我們唱出專業的聲音！

13. 唱歌的聲音要求 — 與咪高峰結合。技術要求 —「真假高低、剛柔收放」。

14. 唱歌最重要的技巧 — 集中的聲線！

15. 集中的聲線 — 海豚音的秘訣！

16. 共鳴 — 擴大、美化、釋放及改善聲音。

17. 人體主要由各大小不同腔體產生共鳴。

18. 打開喉嚨 — 形成「發音共鳴管」。

19. 聲音共鳴位置 — 靠前及靠高。

20. 打穩良好的歌唱基本功，才是最紮實及長遠的方法。

21. 使用[網上發聲練習]持續訓練聲音。

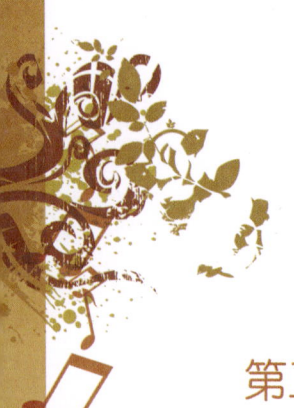

第二十二章：怎樣鍛鍊聲音？

如果發聲器官正常，但仍會因說話或唱歌而令聲音很快變沙啞，這很可能因為聲帶的強度與耐力不足。當我們所進行的發聲活動超出自己負擔，聲帶來不及回復，便很容易造成聲帶疲勞的情況。

唱歌對聲帶帶來的負擔，比一般說話更大，原因有三點：

高音 ─ 平時說話是以中低音進行，但唱歌經常需要唱出高音。

響亮的聲音 ─ 即使通常唱歌用咪高峰來擴音，但所須發出的音量仍比一般說話響亮得多。

悠長的樂句 ─ 平日說話可以慢慢說，不夠氣時可以把句子斷開，吸一口氣再說，但唱歌經常需要一口氣不間斷演唱悠長的樂句。

怎麼解決這些問題？我們可以透過正確方法把聲音逐漸鍛鍊出來。記著：聲音是鍛練出來的，而不是養出來的！千萬不要以為在家中甚麼都不做，便能養出漂亮美聲。

總結

聲帶就如身體的其他肌肉，可以透過努力鍛鍊變得更強壯及耐用。就如職業運動員，持續的嚴格訓練強化各種體能，令速度、強度及爆炸力等維持在高水平，即使應付高強度的賽事也不容易疲勞。想想他們每個動作都輕鬆流麗，毋須使用百分百的體力，身體的恢復自然比常人快。我們唱歌用聲也是一樣。

有些人唱幾首歌便喉痛沙啞，因為高音或強度超出聲帶的負擔。但只要經過嚴格訓練，加強聲帶的強度及耐力，回復速度加快，便不會那麼容易感到疲勞和沙啞了。直到有一天，你只需八成能力便能唱好高難度歌曲，即使舉行連續三小時的演唱會對你再也不是問題。

很多學員分享，從前只是在宴會上跟鄰座暢談一晚，翌日也會喉痛沙啞。但經過唱歌發聲訓練後，這種情況逐漸消失。即使偶爾感覺發聲疲勞，也會很快回復正常。這就是加強聲帶強度及耐力的結果。

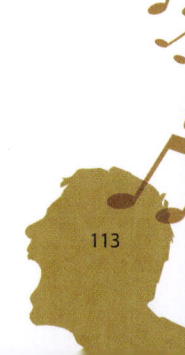

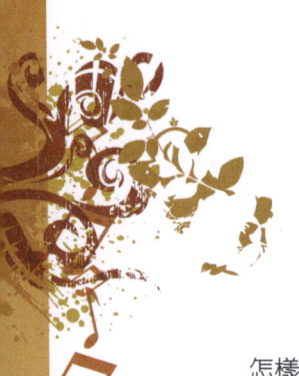

怎樣訓練聲線最快、最有效？一個星期唱五天卡拉OK？ 還是隔天練習比較好？

訓練聲線有以下重點：

1. 要達到一定強度 ─ 如果訓練強度不足，便不能把聲線透過更強的磨練而提升，那便無法達到最佳效果。以一般人平常練習來說，與其每天輕鬆地唱一些簡單歌曲，不如切切實實地練習有難度的歌曲，認真地鍛鍊聲音。

2. 給予聲線休息回復的時間 ─ 聲帶就如其他肌肉般，鍛鍊後也需要給予足夠的回復時間。健身選手不會每天鍛鍊同一組肌肉，他們今天鍛鍊上身，明天鍛鍊下身，後天再鍛鍊上身，因為他們知道肌肉疲勞後，必須給予足夠時間休息和恢復，肌肉才會增長。如果每天鍛鍊同一部位而不給予足夠時間休息，不單效果不佳，肌肉更有機會因過勞而受傷。聲帶的回復時間一般需要48-72小時，時間長短因人而異。當完成一課具足夠強度的訓練後，應休息一至兩天，讓聲帶休息恢復。如果仍感到聲線疲勞，則應繼續休息，直至完全回復正常才可練聲或唱歌。

總結

3. 一星期練聲兩至三次練聲,效果最佳 — 無論唱歌或發聲練習,與其一星期練習唱歌五天但強度不足,不如一星期練習兩至三次,每次練習之間休息兩、三天,讓聲線好好恢復,如此效果更佳。應付比賽也是一樣,很多人在比賽前一晚拼命唱歌,希望可以開嗓,令翌日的表現更出色,但是未恢復的聲帶,根本唱不出自己的最佳水準。有強度的練習應該在平時進行,比賽前一、兩天應該充分休息,才可讓聲音恢復最佳狀態。

4. 循序漸進,練習不要過量 — 雖然聲音訓練需要達到一定強度,但切記要循序漸進地加強。初學唱歌的人,聲音仍未放得開,不應一開始便選擇太高音或難度太大的歌,應從一些相對容易的歌曲入手。音域可以越練越廣,高音可以越練越高,循序漸進地鍛鍊出我們想要的聲音。

5. 利用[發聲練習] — 本書列出的網上練習連結,是平日鍛鍊聲音的好工具,助你獨立訓練呼吸、發聲及共鳴等基本功。除此以外,我們也可以在不同練習中記錄進度,可以每次嘗試突破而不會過份勉強。循序漸進的練習設計,既可平日鍛鍊聲音,亦可作為快速開嗓的工具。

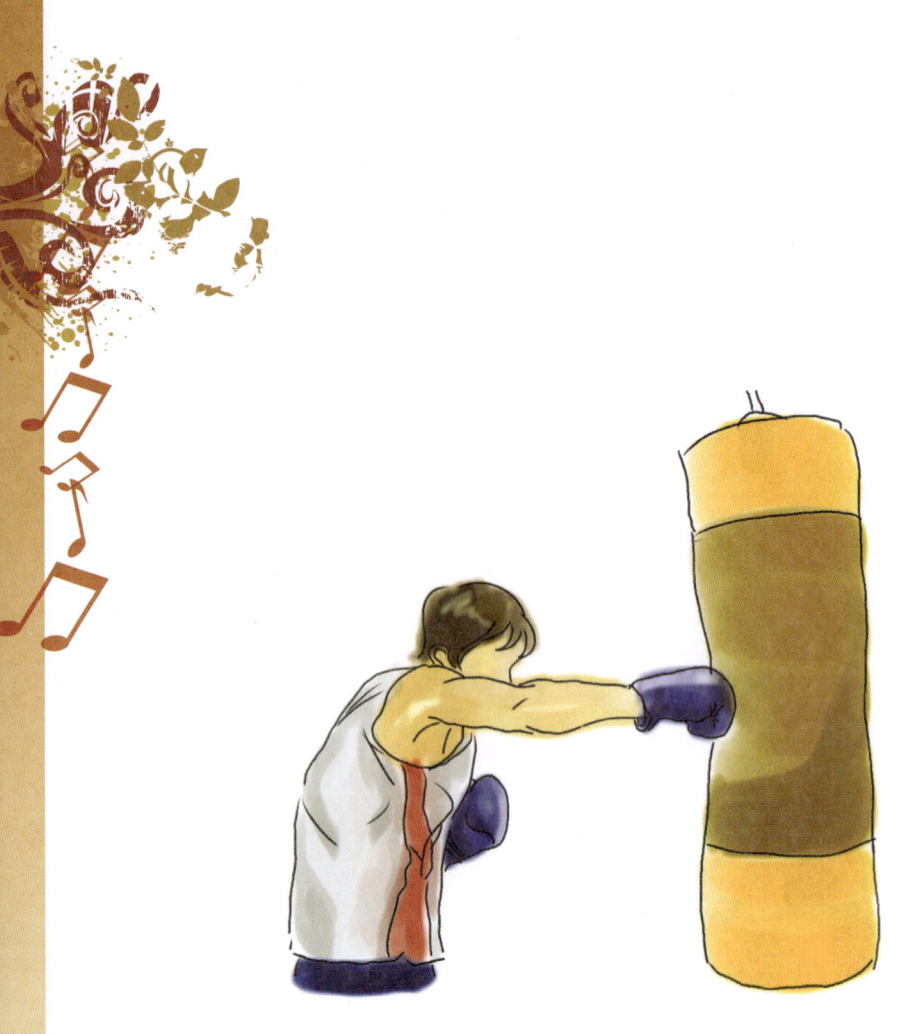

聲音是鍛鍊出來的

聲音是鍛鍊出來的！持之以恆的鍛鍊可以讓我們唱出職業的聲音！

總結

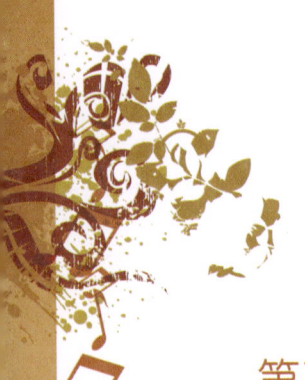

第二十三章: 唱歌的瓶頸

由於集中的聲線是要聲帶以非天然的形式運作,所以訓練初期會有無法操控聲音的情況。練唱時經常會走音,需要用力時用不上,聲音虛浮,用聲時感覺不太自然等情況,這樣會為歌手帶來一定的困擾。但這只是一個調整過程,因為聲帶需要時間去適應,慢慢掌握全新的發聲方法。只要持續訓練,以上情況會在半年至一年內消失,歌手會開始發現能重新掌握自己的聲音。但要完全純熟運用在唱歌上,仍需要持續嚴格訓練約3-5年時間。我們之前提及要隨心所欲地唱歌,約需要花3-5年,就是為了練成這個最困難、也最重要的技巧(圖22)。

為什麼我們要花這麼大的氣力去學習這種發聲方法呢?因為一旦你掌握到集中聲線的發聲技巧,發聲能力便能大大提高,無論是高音的開發,真聲、假聲、半假聲的運用,抒情輕柔或激情澎湃等聲音要求,都可隨心所欲地唱出來。而且鍛鍊的日子越長,控聲能力也會不斷加強,你便可以輕鬆感受持續進步的喜悅。在歌唱歷史上,甚至有唱男低音歌手,以數年時間學成集中聲線的發聲技巧,而成為舉世知名的男高音。更重要的是,由於集中聲線的技巧是一種比較省力的

總結

唱法，對聲音的保護更有效果，不單令歌手長時間演唱時不易疲勞，甚至年紀漸長後，仍可維持著高質素的聲音，繼續享受放聲高歌的樂趣。

很多初學唱歌的人士，急功近利，只希望完成一、兩課後便馬上成為歌唱高手。其實即使沒有刻意上課，自己經常練習唱歌也會有一定的進步，但若要掌握專業的用聲技巧，則必須經過一段長時間的調整及苦練。很多人開始練聲時發覺歌藝似乎退步了，便馬上放棄，改用一些以為可以立刻進步的方法，反而放棄鍛鍊最寶貴的發聲技巧。無可否認有些天賦聲線條件很好的人，很易讓人覺得其歌藝不錯，但若本身的基本功不紮實，一旦面對更高階的聲音要求時便會力有不逮。不少歌手到了某一階段便會遇上瓶頸，再也無法突破，反而要重新從基本功尋找答案，可是積習已成，要改善必須費上很大的力氣。

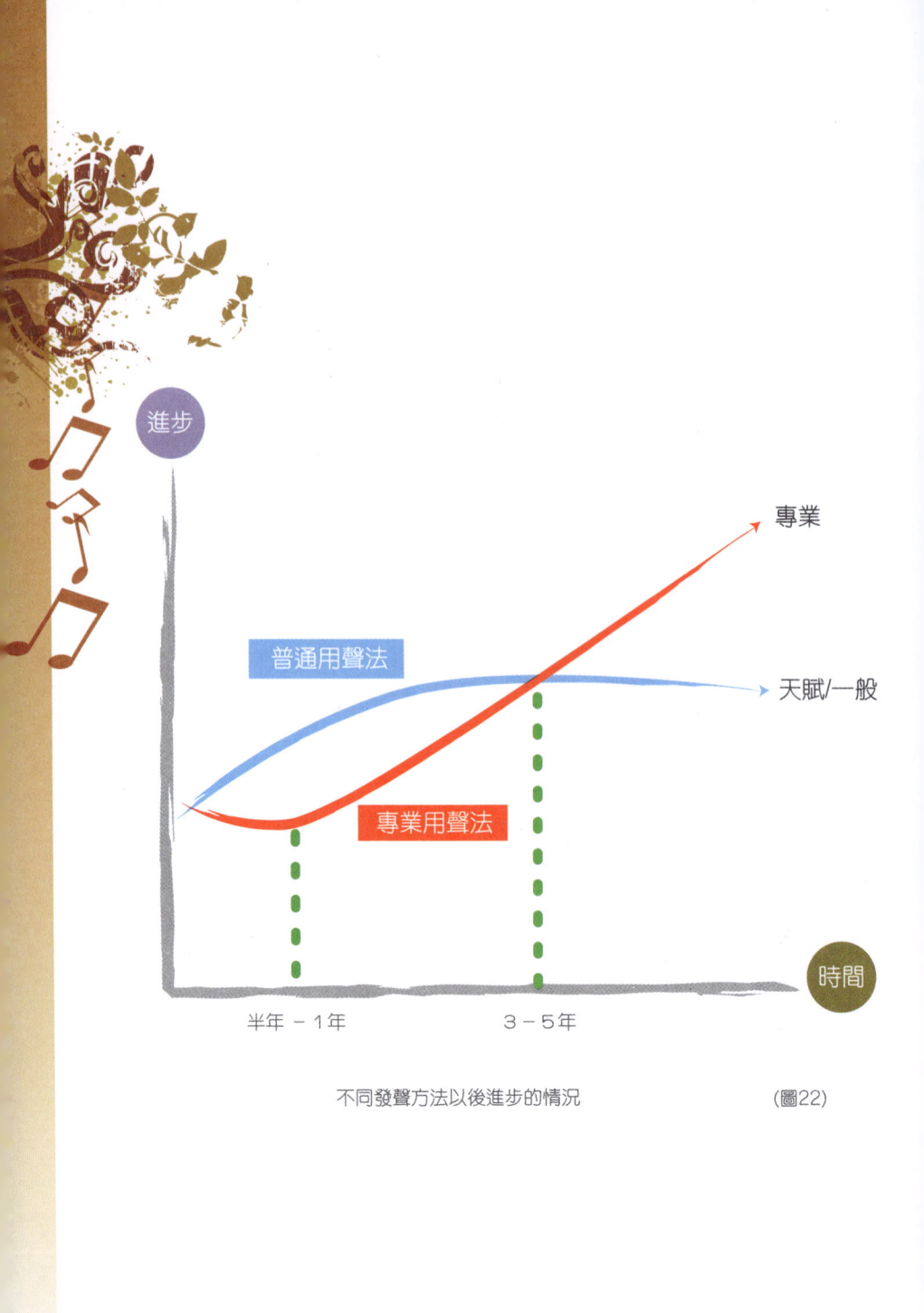

不同發聲方法以後進步的情況 (圖22)

總結

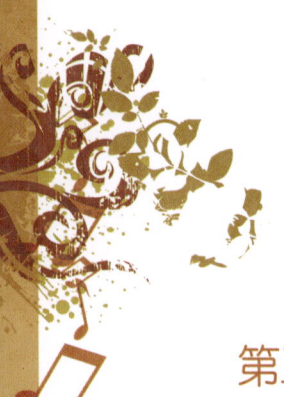

第二十四章: 使用[網上發聲練習]訓練聲音

[發聲練習]使用方法及護聲須知：

1. 聲帶是我們珍貴及脆弱的器官，需要好好保護及適當鍛鍊。
2. 若患上任何呼吸道疾病，不宜練聲及唱歌。
3. 在任何喉嚨痛情況下，不宜練聲及唱歌。
4. [發聲練習]的每個練習都經過精心設計，讓大家循序漸進開嗓及訓練聲音。
5. 我們可以在任何方便的時間及地點進行聲音鍛鍊。
6. [網上發聲練習]的練習由淺入深，由輕鬆至困難。如被其他事情影響，開始練聲後可於任何時間停止。
7. 如只需要開嗓，為歌唱活動做準備，我們只需進行練習1-6，需時約15分鐘。
8. 如想定期鍛鍊聲音，應把所有十個練習完成，需時約30分鐘。
9. 女聲進行Track 1-10共十個女聲練習。男聲進行Track 11-20共十個男聲練習。

總結

10. 不要每天練聲，因為聲線每次鍛鍊後需要休息，以恢復狀態，一般需要相隔48-72小時。最好每星期練聲2-3次，期間要給予聲音充份時間休息和回復。

11. [網上發聲練習]分左右兩個音軌，左音軌是純琴音，右音軌是人聲練聲示範。

12. 初期練聲時可選用雙聲道，跟著人聲示範一起進行練習，熟練後可以只選用左音軌，以純琴音伴奏練習。

13. 練聲前，須先放鬆身體及進行熱身。例如：低頭將下巴像鐘擺般左右搖晃，放鬆下顎，像打呵欠般打開口腔，來回運動來放鬆頜關節(牙骹)，肩膀向前及向後打圈來放鬆肩膀及胸腔，把肩膀向後打開，準備好挺拔自信的形態，來迎接愉快的歌唱訓練。練聲前進行上述熱身練習，直至口腔及上身完全放鬆為止。

14. 按照個人進度，找出自己的音域，練聲時高音及強度不宜過份超越極限。

15. 每次練聲後容許聲線有少許疲勞，但絕不應出現喉嚨痛的情況。

16. 練聲或唱歌後出現喉嚨痛，可能是聲帶使用過度或方法不對，應充分休息直至回復正常。

17. 睡眠充足是回復聲線最高狀態的理想方法。

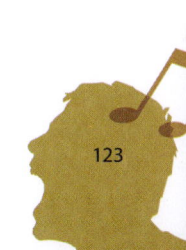

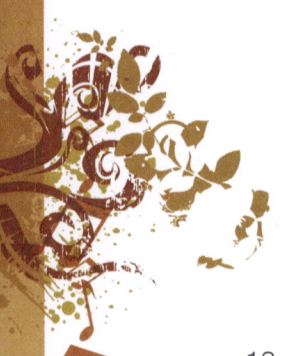

18. 太熱及太冷的飲料會刺激聲帶，甜食及奶類飲品會引起痰多，演唱前不宜飲用及食用。室溫的清水是最好的選擇，多喝無妨。

19. 如發現聲線狀況持續未能改善，應立刻停止任何練聲及歌唱活動，立即去看醫生。

20. 每星期兩次，進行發聲練習，感受持續進步及能放聲高歌的喜悅！

發聲練習

https://drive.google.com/drive/folders/1nNg2Olq6JJRBM4Y0JLEm5lHuPLfvzkSr?usp=share_link

[發聲練習] 內容：

Track	男/女	練習		時間	理論解說
1	女聲	練習一	集中聲線練習1	3m56s	P.73
2	女聲	練習二	靠前共鳴練習1	4m12s	P.97
3	女聲	練習三	呼吸耐力練習1	1m33s	P.45
4	女聲	練習四	呼吸耐力練習2	2m07s	P.46
5	女聲	練習五	呼吸耐力練習3	3m02s	P.48
6	女聲	練習六	呼吸練習4	2m51s	P.50
7	女聲	練習七	集中聲線練習2	7m51s	P.79
8	女聲	練習八	靠前共鳴練習2	4m05s	P.98
9	女聲	練習九	高位置共鳴練習	3m19s	P.99
10	女聲	練習十	呼吸韌力練習	3m09s	P.54
11	男聲	練習一	集中聲線練習1	3m56s	P.73
12	男聲	練習二	靠前共鳴練習1	4m12s	P.97
13	男聲	練習三	呼吸耐力練習1	1m33s	P.45
14	男聲	練習四	呼吸耐力練習2	2m07s	P.46
15	男聲	練習五	呼吸耐力練習3	3m02s	P.48
16	男聲	練習六	呼吸練習4	2m51s	P.50
17	男聲	練習七	集中聲線練習2	7m51s	P.79
18	男聲	練習八	靠前共鳴練習2	4m05s	P.98
19	男聲	練習九	高位置共鳴練習	3m19s	P.99
20	男聲	練習十	呼吸韌力練習	3m09s	P.54

總結

鳴謝

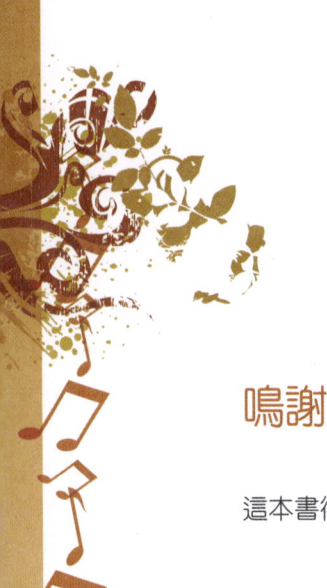

這本書得以順利完成,我要感謝以下人士:

感謝我音樂上的啟蒙導師 — 著名的音樂教育家,宋遲老師。是他令我明白原來音樂的世界是如此的廣闊,為我日後的持續學習進修打下深遠良好的基礎。

感謝樂名製作公司總監 — 賴逸鴻先生。他在十多年來的賞識及包容,提供大量台前幕後的工作機會,令我從中學習成長,累積豐富的演出經驗。

感謝卓藝綜藝訓練中心總監 — 李志成先生。他的邀請令我正式開展歌唱教學的工作,令我踏出歌唱教學事業重要的第一步。

感謝香港業餘演藝協會的伙伴,Singing Square的同事。跟他們的合作令我更明白甚麼叫熱誠及衝勁。今天他們均各自將自己的興趣發展成日益成功的事業,我十分欣慰,亦更使我相信,勝利總是永遠為這些認真奮鬥及努力不懈的人而永遠準備著。

總結

感謝我的學生,他們當中很多都是出類拔萃之輩。他們多年來不離不棄的支持,迫使我在教學的路途上鞭策自己不斷進步,更感到責任重大。祝他/她們未來在樂壇上、在各自的舞台上繼續發光發亮。

感謝Pandaism Design Consultant的Adam和Panda為本書進行精美的設計、排版及繪畫插圖。令複雜的歌唱理論更容易被大眾明白及認識。

感謝馮家俊,張卓賢及鍾明崇為本書的[發聲練習]進行錄音,以他/她們出眾的聲音為不同的發聲練習作出最佳示範。

感謝麻手協助本書文字上的修飾及校對,讓本書文字變得更簡潔易懂。

感謝葉振棠先生,黑妹(李麗霞)小姐,周博賢先生,Mr. Kenny Shiu,胡櫻汶小姐,瑪姬及馮家俊等對本書的推薦。

最後要感謝我的太太王冬欣。能有一位跟我志同道合、並肩作戰的伴侶是上天賜給我最大的福氣。無論歌唱意見的交流至發

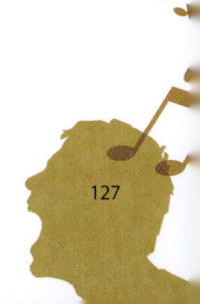

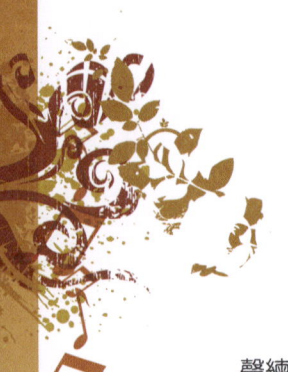

聲練習的錄製她都給予極大的支持，亦體諒及支援我在工作及教學的餘暇時間投入艱巨的寫作計劃。我任何成就的背後永遠有她的影子。

感謝所有在我成長道路上曾給予幫助的人！
Leo Tsang
曾廣膺
2008

總結

SINGING SQUARE
香港流行歌唱訓練中心

全能歌手訓練班

你的專業歌唱教練！

- 完善的歌唱訓練系統
- 清晰的訓練及升班標準
- 親身到現場上堂
- 即時網上視訊教學
- 網上平台教學支援
- 網上提交練聲及演唱功課及導師評分
- 教學課堂錄影重溫
- 定期的審核及考獲證書

VOCAL TECHNIQUE OF® FOCUS VOICE
FV
集中聲線歌唱技巧

香港註冊商標編號 303553605
中國註冊商標編號 25213158
台灣註冊商標編號 01896049

完善的歌唱訓練系統

《全能歌手訓練班》採用「集中聲線歌唱技巧 Vocal Technique of Focus Voice」為學員進行聲音及歌唱訓練。「集中聲線歌唱技巧®」是中港台專利註冊聲音訓練系統,過去20多年來訓練無數職業歌手、資深藝人、歌唱冠軍、企業領袖等,為他們的歌聲帶來迅速有效及根本的改善。我們抱著「資質平凡也可被訓練成優秀歌手」的信念,繼續訓練更多高水平的歌唱精英。

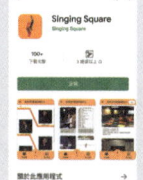

親身到現場上堂

同學可按照已報名的課堂時間,依時到指定上課地點上堂,現場參與導師的教學及研討,現場提問,亦可跟其他同學觀摩交流。

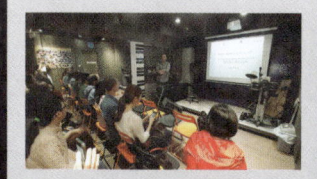

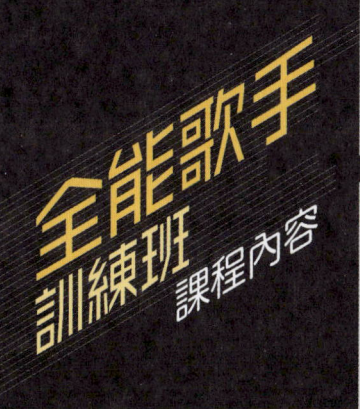

教學課堂錄影重溫

即使學員未能來到現場或及時上網上課,導師會亦把每堂課堂錄影下來,然後隔天放在 Sininging Square App的所屬班別內,學員可以在整個學期內隨時重溫每節課堂內的導師講解、學員討論、歌曲教授、練聲示範等,不會錯過任何一節的教學內容。

即時網上視訊教學

同學如不能前往上課地點上堂,亦可以按照已報名的課堂時間,透過互聯網Zoom軟件進行視像上課,即使身處世界任何角落,都可在家中用視像模式同步上課。

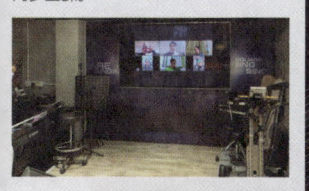

清晰的訓練及升班標準

「集中聲線歌唱技巧®」以5個階段及10級的進程來推進學員的聲音及歌藝,所有階段的訓練都有清晰詳細的文字解說及ppt,配合導師們的上堂講解,讓學員能清楚瞭解聲音的細節及自己的訓練進度。只要學員能完成上堂的練習要求及達到結業審核的演唱評核標準,便可以升班進入下一個階段的訓練,一步步將自己的歌藝逐階段提升下去。

網上平台教學支援

Singing Square為香港首間自主研發的教學App的歌唱學校,透過Singing Square App,同學們可以提交歌曲練習功課、查看老師回覆的評語、重溫每堂課堂的錄影,甚至預約老師網上私人堂,一應俱全,支援學員無論何時何地都可以無邊界地接受訓練及提升歌藝。

網上提交練聲及演唱功課及導師評分

導師在課堂教授完的歌曲及練聲練習,同學可以在家自行練唱,拍下練習短片,上載到Singing Square App的自己所屬班別內,導師會在網上評分,亦會在下一堂時提供詳細評語及改善建議。同班的同學亦可以在App內互相觀摩其他同學的演唱及評語,一同提升進步。

定期的審核及考獲證書

每學期的課程都會安排各階段的「集中聲線歌唱技巧®」的審核考試,導師評審會按照用聲技巧、歌曲演繹、舞台表演、選曲難度、失誤扣分等完整標準來計算總分並評審學員的演出。當學員能純熟地掌握該階段的所有技巧,以及能完整地完成演出,便可以升班進入下一階段訓練,升班的學員會獲頒發證書,證明學員已完成該階段訓練。考獲第三階段訓練證書以上的學員Singing Square授權可以擔任「集中聲線歌唱技巧®」的初級導師,可以展開教學訓練栽培下一代的學生。

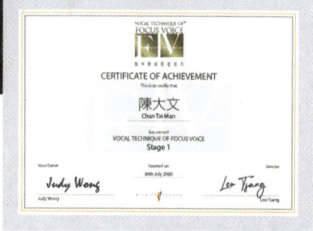

全能歌手訓練班
課程內容

全能歌手訓練班
讓每個人都能唱歌!

Website | Facebook (香港) | Facebook (台北)

INGING SQUARE 香港流行歌唱訓練中心

校 九龍佐敦上海街12-14號興利大廈2樓A室(近柯士甸道,香港童軍總會對面) | 演藝中心 荃灣沙咀道57號荃運工業中心二期19樓C室 | 台北分校 台北市中山區天祥路6號B1

詢電話/時間 3188 5099 / 2:00PM-11:00PM(星期日及公眾假期休息) | 傳真 3585 5549 | 電郵 info@singingsquare.com | Singing Square 香港流行歌唱訓練中心

www.singingsquare.com

train the BEST !

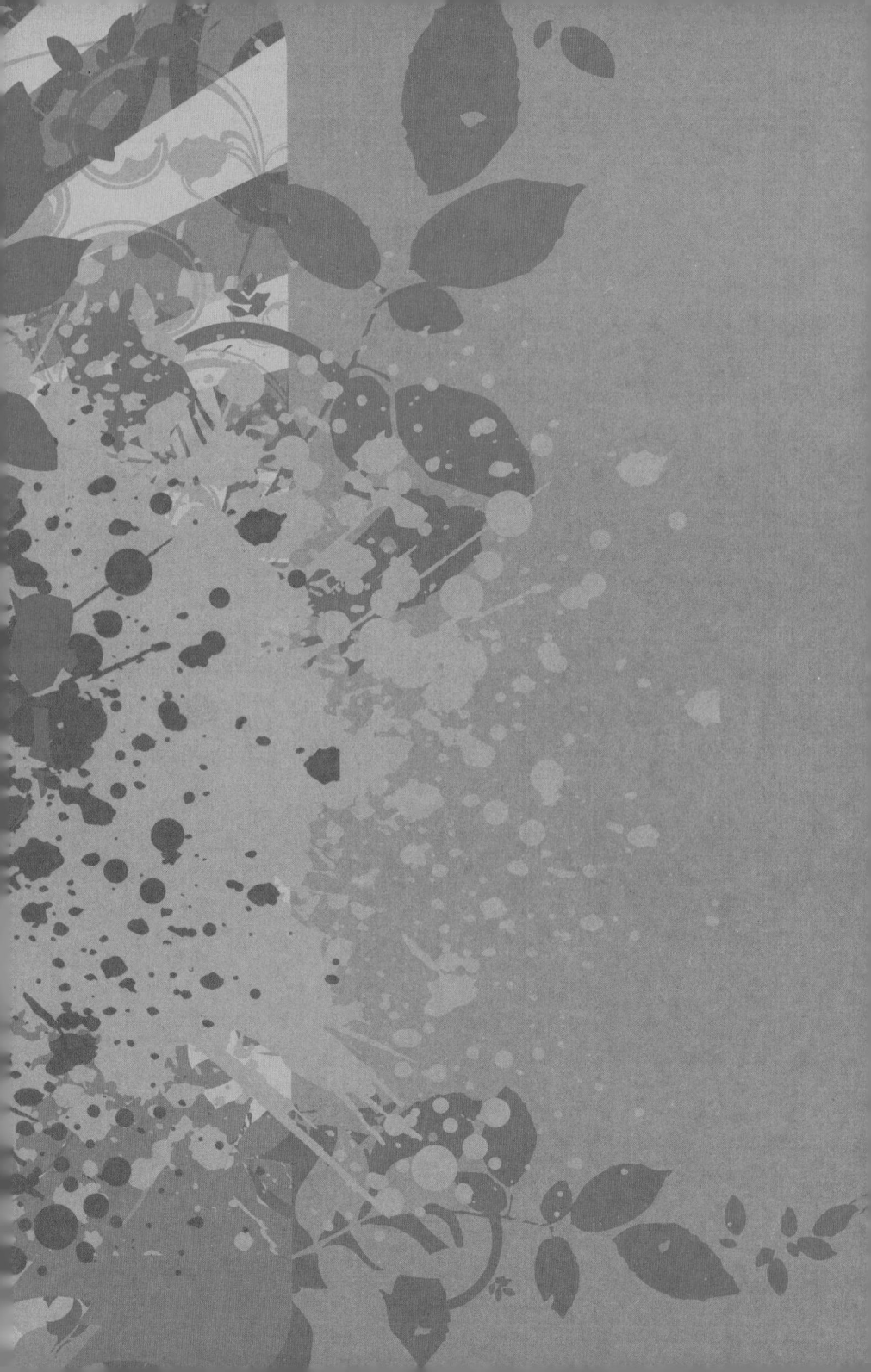